センシビリティBOOKS

コレステロールと上手につきあうコツ

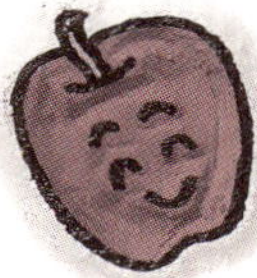

コレステロールを下げるおいしい食べ物

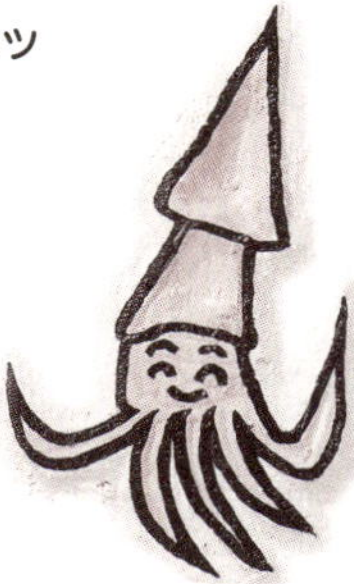

［監修］
小川晶子 管理栄養士

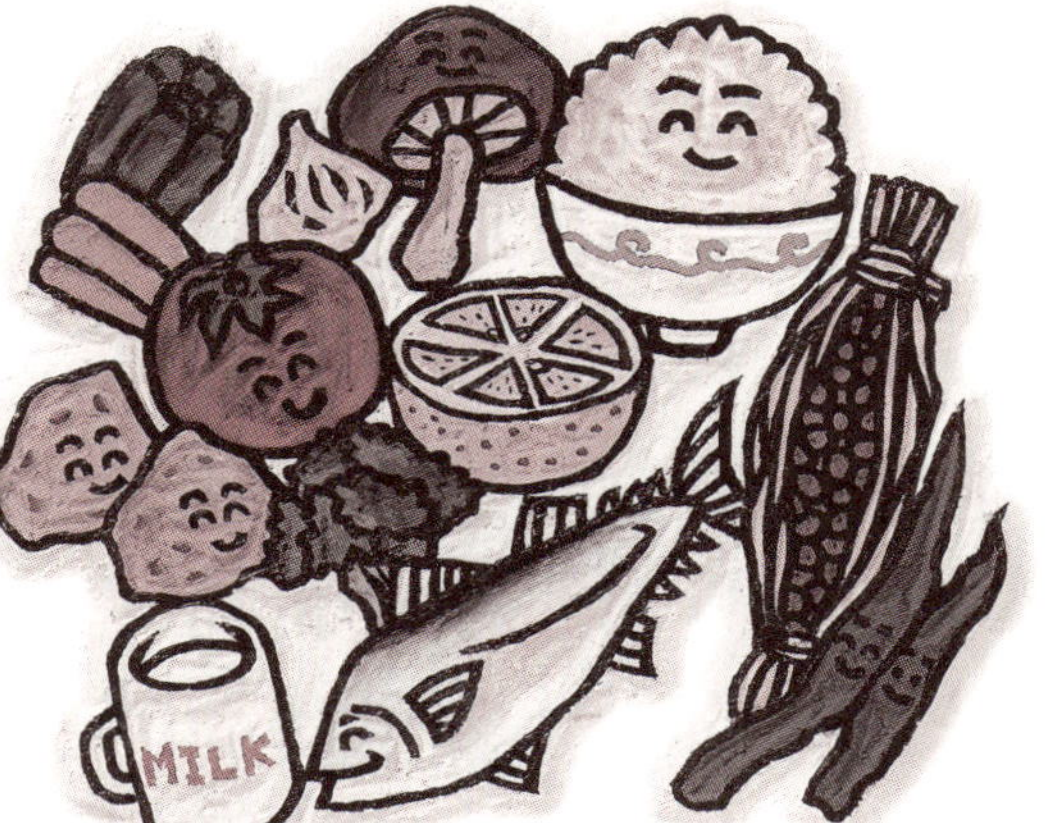

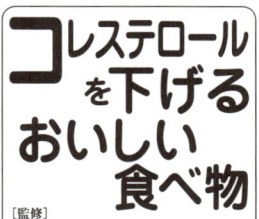

同文書院

はじめに

最近のわが国の死因は、一位が悪性腫瘍（がん）、二位が心疾患、三位が脳血管疾患となっています。が、二、三位の心疾患や脳血管疾患が、いずれも血管がもろくなる「動脈硬化」から引き起こされる動脈硬化性疾患であるという視点に立てば、動脈硬化性疾患はがんにも匹敵する、恐るべき病であるといえます。また、四位以下の腎臓疾患や糖尿病も動脈硬化に由来する疾患であることを考え合わせれば、死亡原因のトップは動脈硬化であるといいかえることもできます。

この動脈硬化を引き起こす大きな原因のひとつが、コレステロールです。コレステロールは、血液中をはじめ体内の至るところに存在する脂質の一種で、生命の維持に欠かせない重要な物質です。が、ある一定の基準を超えて多くなると、血管の内壁に悪影響を及ぼして、動脈硬化を進行させます。

コレステロールを減らして、動脈硬化を予防するには、運動や禁煙といった生活習慣の改善が必要ですが、なんといっても重要なのが食生活の見直しです。

摂取エネルギーを適正化して肥満を解消し、コレステロール値を上げる脂肪の摂取を控えるほか、コレステロールの排泄を促す成分や、コレステロール値の低下に役立つ抗酸化物質を積極的にとること。これらのことが、コレステロール値を下げるためのポイントであり、動脈硬化を改善するカギになります。

本書では、コレステロールとはいったい何かといった基礎知識を説明するとともに、コレステロール値の低下に役立つ食品を具体的に取り上げ、それらに含まれる成分や働きについて紹介しています。また、それらの食品を使った料理レシピも掲載しました。身近な食品を使ったシンプルな料理ばかりですので、ぜひとも試してみてください。

本書を参考に、コレステロール値が高いとなぜ危険なのかをよくご理解いただき、コレステロール値を一時的に下げるのではなく、数値が上がらないような食生活習慣を身に付けていただきたいと思います。

監修　小川晶子

Staff

レシピ作成　小川 晶子
（管理栄養士）

文　門馬 説子

カバーイラスト　平澤 一平

カバー撮影　溝口 清秀（千代田スタジオ）

本文イラスト　九重 加奈子

装丁・本文デザイン　清原 一隆

編集担当　篠原 要子

contents

第二章　コレステロールを下げる食習慣 …… 29

contents

contents

第一章

コレステロールってどんなもの？

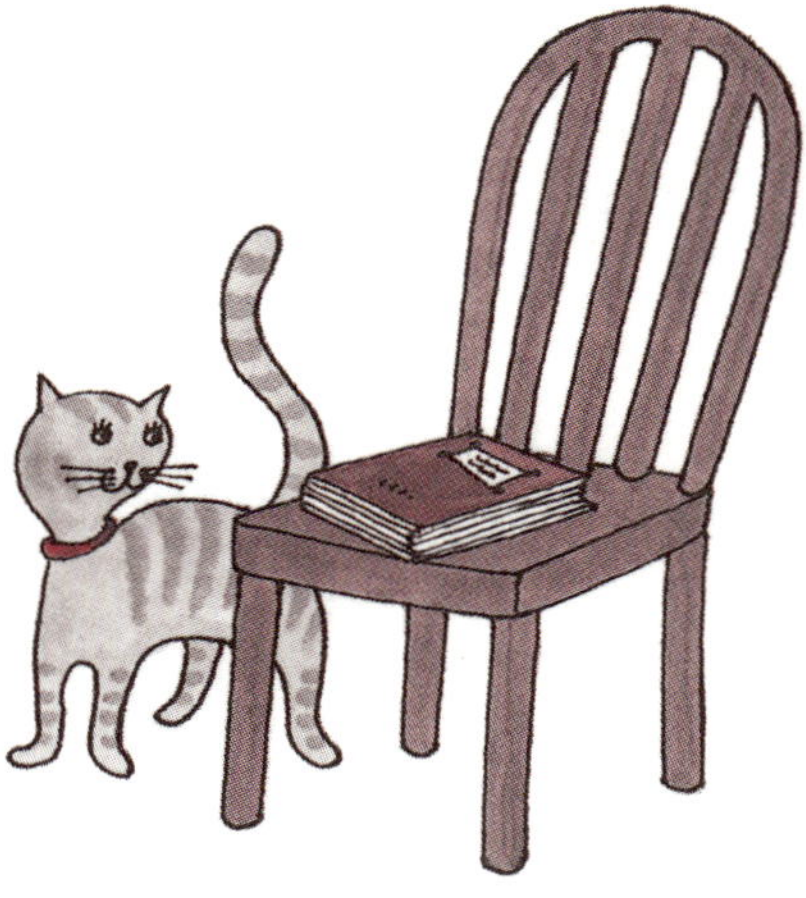

コレステロールとは

生命維持に欠かせない脂質の一種

コレステロールは脂質、つまり脂肪の一種です。血液中のみならず、脳や脊髄、筋肉や内臓など体のあらゆる部分に含まれており、私たちの生命活動を維持するのにたいへん重要な役割を担っています。コレステロールの働きは、おもに次の三つに分けられます。

①細胞膜の構成材料になって、ウイルスや化学物質の侵入を防ぐ

②副腎皮質ホルモンや性ホルモンの構成材料となって、血圧を調整したり糖質の代謝をコントロールする

③肝臓で酵素により合成される消化液＝胆汁酸の主成分となる。胆汁酸は脂肪の消化吸収を助ける役割を果たしており、不足すると脂肪の消化不良によって下痢をしたり、脂質に溶けるビタミンAやEの吸収が悪くなる

このほか、コレステロールは神経細胞の働きにも関わっているため、不足すると低

コレステロール血症に陥ってめまいやしびれなどを起こすこともあります。「コレステロール値が高い」と聞くと、コレステロールそのものを排除すべき悪者だと即座に考えてしまいがちですが、私たちの体にとって必要不可欠な物質でもあるのです。

三分の二は体内で合成される

一日に必要なコレステロールは、約〇・七g（七〇〇mg）～一gとされていますが、このうちの七～八割は、私たちの体内において つくり出されます。つまり、私たちが必要とするコレステロールの大部分は体内での合成によってまかなわれており、残りの二、三割を食品から摂取すればいいというわけです。

コレステロールの合成は、おもに肝臓で行われます。また、食事からコレステロールをとり過ぎてしまった場合は体内での合成量を減らし、食事からあまりとれなかった場合は体内での合成量を増やすといったコレステロールの調節も、肝臓で行われています。

このように、肝臓は体内でのコレステロールがバランスよく保たれるよう、調整してくれるのです。

胆汁酸となって排泄される

コレステロールを材料につくられた胆汁酸は、その役目（脂肪の消化吸収の補助）を終えると、小腸から吸収されてふたたび肝臓に戻る「再利用」組と、腸から便とともに排泄される「排泄」組とに分かれます。大部分は再利用組で、排泄組は全体の5％程度ですが、この排泄組の5％を補うために、血液中のコレステロールが使われることになります。

このとき、血液中のコレステロールが多いと、胆汁酸の合成がより促進されて、排

肝臓で胆汁酸の合成と排泄をコントロールすることによって、コレステロールの量も調整される

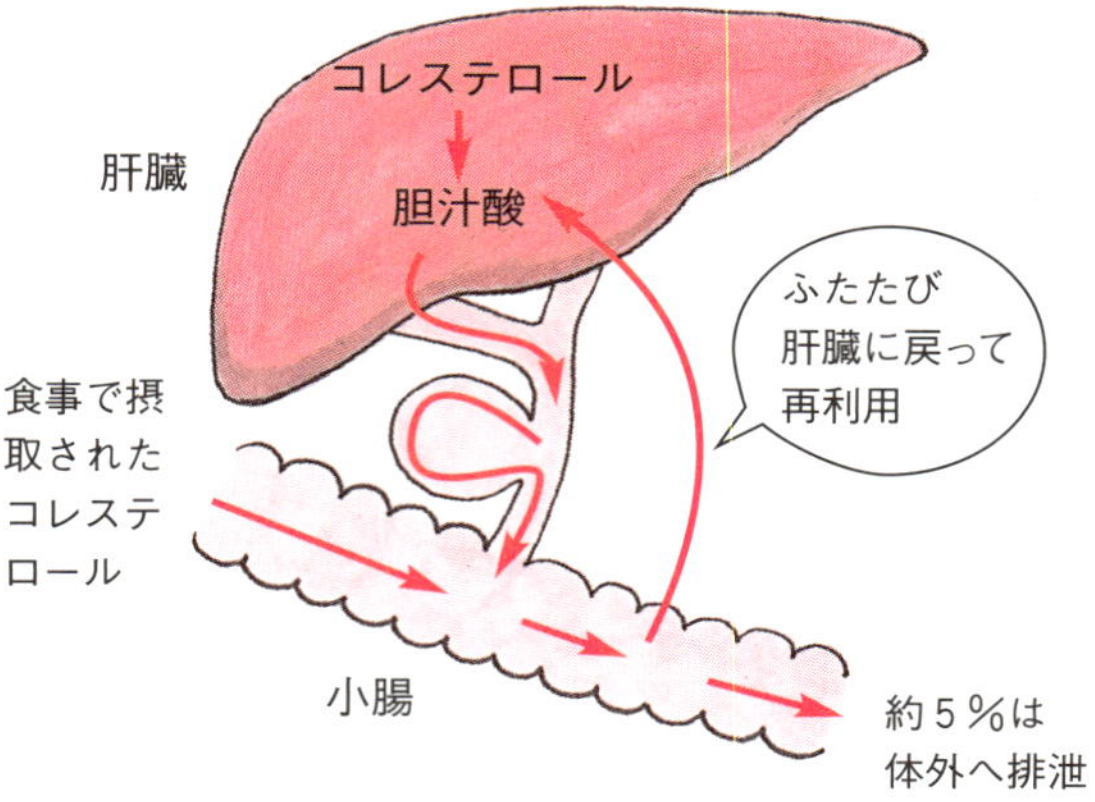

泄される胆汁酸も多くなります。つまり、肝臓はコレステロールが多くなってしまった場合には、胆汁酸をつくり出す作用をより強くすることによって、余分なコレステロールを排泄するという働きもしてくれているわけです。

過剰摂取すると調節がきかなくなる

このように、コレステロールは体内で過不足がないよう、肝臓でコントロールされています。不足気味なら胆汁酸が分解されてコレステロールが補われ、逆に過剰気味ならどんどん胆汁酸が生成されて、体外に排泄するようにできています。

しかし、食べ過ぎなどによって食品からのコレステロール摂取が習慣的に多くなると、肝臓の調節が追いつかなくなり、胆汁酸の合成と排泄がうまく機能しなくなります。その結果、余分なコレステロールが血液中に増えることになり、「脂質異常症」（18ページ）を引き起こすのです。

ちなみに、脂質異常症の原因は食べ過ぎや飲み過ぎといった食生活に由来するもののほかに、遺伝的な要素や加齢によるものもあります。

悪玉（LDL）と善玉（HDL）

コレステロールを運ぶリポたんぱく

コレステロールは、血液のなかを流れることによって体の各所へ送られます。が、脂質すなわち油分であるコレステロールは水に溶けることができないため、水分と油分の両方になじみやすいリン脂質やアポたんぱくという物質に包まれた粒子の状態になることによって、血液中に溶け込み、流れることができるようになっています。このリン脂質やアポたんぱくと結合した脂質の粒子を、リポたんぱくといいます。

リポたんぱくには、カイロミクロン、VLDL、LDL、HDLの四種類がありま

リポたんぱくの構造

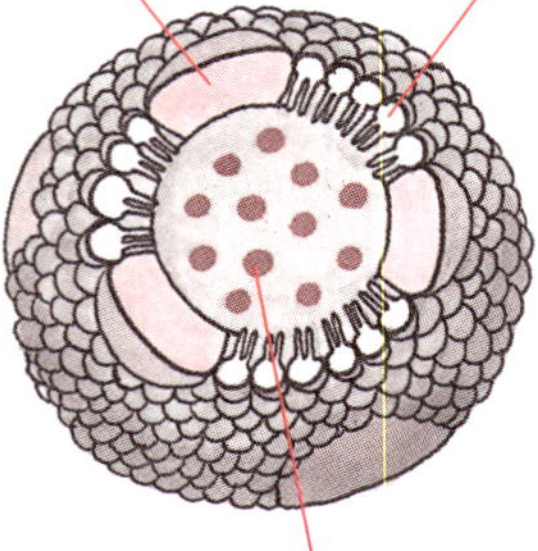

すが、このうち、コレステロールを運ぶ役割を担っているのが、LDLとHDLです。

LDLとHDLの働きの違い

LDLとHDLは、ともにコレステロールを運搬するという働きは同じです。が、LDLが肝臓でつくられたコレステロールを全身の細胞に運ぶのに対し、HDLは逆に全身の細胞から余分なコレステロールを回収して肝臓に戻すという役目を担っています。健康な状態であれば、両者はバランスよく機能して、コレステロールの運搬と回収をスムーズに行うことができます。

「悪玉」「善玉」は便宜的な呼び名

しかし、何らかの原因によって「運び屋」であるLDLが増えれば、全身にどんどんコレステロールが運ばれて、血液中にコレステロールがたまってしまいます。一方「回収屋」であるHDLが増えれば、余分なコレステロールが取り除かれ、血液中に含まれるコレステロールが減ることになります。つまり、コレステロールが増えて問題になるというのは、言い換えればLDLの増加が問題になるということなのです。

このように、コレステロールを全身に送

り込むＬＤＬは「悪玉」、コレステロールを回収するＨＤＬは「善玉」という具合に、担っている役割から便宜的に「悪」と「善」に区別されています。しかし、本来はどちらの働きも重要なものであることにかわりはありません。悪玉、善玉といった呼び方は、あくまでわかりやすく解説するための仮称だと考えて下さい。

ＬＤＬを増やす「中性脂肪」

血液中には、中性脂肪も含まれています。中性脂肪は、皮下脂肪や内臓脂肪として蓄えられ、エネルギーの源となったり、体を温めたりするなど重要な役割をもっていますが、ＬＤＬ同様、過剰になれば深刻な病気の原因になります。

また、中性脂肪を運ぶ働きをするリポたんぱくのカイロミクロンとＶＬＤＬが増えることは、ＬＤＬを増やしてＨＤＬを減らすことにつながります。ＬＤＬを増やさないためには、中性脂肪を増やさないようにすることも大事なわけです。

「脂質異常症」とは？

コレステロールや中性脂肪などの脂質が、血液中において多過ぎたり、少な過ぎたりした状態を、「脂質異常症（高脂血症、28ページ）」といいます。日本動脈硬化学会の定めた基準は、以下の通りです。脂質異常症は、LDLコレステロールだけが高い「高LDLコレステロール血症」と、中性脂肪だけが高い「高中性脂肪（トリグリセリド）血症」、どちらも高い「高LDLコレステロール・高中性脂肪血症」と、HDLが低過ぎる「低HDLコレステロール血症」の四つに分けられます。いずれも、適正値を保つことが理想的なのです。

脂質異常症の診断の基準値

高LDLコレステロール血症	LDLコレステロール	≧140mg/dℓ
低HDLコレステロール血症	HDLコレステロール	＜40mg/dℓ
高トリグリセリド血症	トリグリセリド	≧150mg/dℓ

（日本動脈硬化学会、2007年）

高コレステロールが招く動脈硬化

体内で有害化する酸化ＬＤＬ

悪玉のＬＤＬが増えると、具体的にどのような問題が起きるのでしょうか。

じつは、ＬＤＬ自身は、それほど危険なものではありません。そのままの状態で血液中を流れているだけならば、ほとんど無害といってもよいでしょう。しかし、ＬＤＬが体内で発生する活性酸素によって酸化された状態（＝変性ＬＤＬ）になると、一転して体に有害な物質へと変貌を遂げます。酸化されたＬＤＬは、血管の内壁（内膜）に侵入することによって、血管を硬く（もろく）させる動脈硬化を進行させるのです。問題の核心は、ＬＤＬを酸化させる活性酸素にあるわけです。

ＬＤＬを酸化させる活性酸素とは

活性酸素は、体内においてエネルギーがつくられる過程で発生するもので、たいへん強い酸化力をもっています。このため、酸化ＬＤＬのみならず、不飽和脂肪酸（脂質の一種）を酸化して過酸化脂質をつくり出し、細胞質を弱めて老化やアレルギー、がんなどを進行させる原因のひとつになります。

人間の体内には活性酸素を抑えるための抗酸化物質が含まれていますが、あまりに活性酸素が多くなれば、抗酸化物質による処理が行き届かなくなり、過酸化脂質などの生成を抑えることができなくなります。

活性酸素を増やす原因には、過剰なストレスやたばこの吸い過ぎ、それに紫外線や化学物質の影響などがあげられます。また、抗酸化物質の生成は加齢とともに減少するため、年を取るにつれて、活性酸素による被害を被りやすくなります。

酸化LDLが動脈硬化を引き起こす

酸化されたLDLが血管の内壁に侵入すると、これを異物と認識したマクロファージ（白血球の一種で異物を排除する役）に、取り込まれます。しかし、マクロファージは、食べ切れなくなると泡沫細胞となり、やがて破裂してしまいます。破裂したマクロファージの残骸は、ほかの泡沫細胞などとより集まって、ドロドロとした粥状の固まり（アテローム）をつくり出します。アテロームは、ちょうど血管内に突き出たコブとなって、血液の流れを悪くします。また、こうした一連の血管壁修復作業の末に、血管壁は肥厚して硬くなり、弾力性を失った状態になります（動脈硬化）。しかも、LDLが侵入した血管壁の傷跡には血小板が集まって血栓ができてしまいます。これをアテロームのコブががっちりとかさぶたをして固め、さらに血流を悪くさせるのです。

コレステロールによる動脈硬化を防ぐには、①LDLそのものを減らすこと②活性酸素を少なくしてLDLの酸化を抑えることと③血栓をできにくくすることがたいへん重要だといえるでしょう。

動脈硬化からこんな病気になる

動脈硬化は、起きる場所によってさまざまな疾患を引き起こします。たとえば、心臓の冠状動脈で起きると狭心症や心筋梗塞に、脳、あるいは脳以外の場所でできた血栓が脳の動脈につまった状態になると脳硬塞になります。また、手足の末梢動脈で起きれば、手足のしびれや傷みを伴う間欠性《かんけつせい》跛行《はこう》（進行すると壊疽）に、腎臓の細動脈で起きれば腎硬化症となります。

酸化ＬＤＬはこのようにして動脈硬化を引き起こす

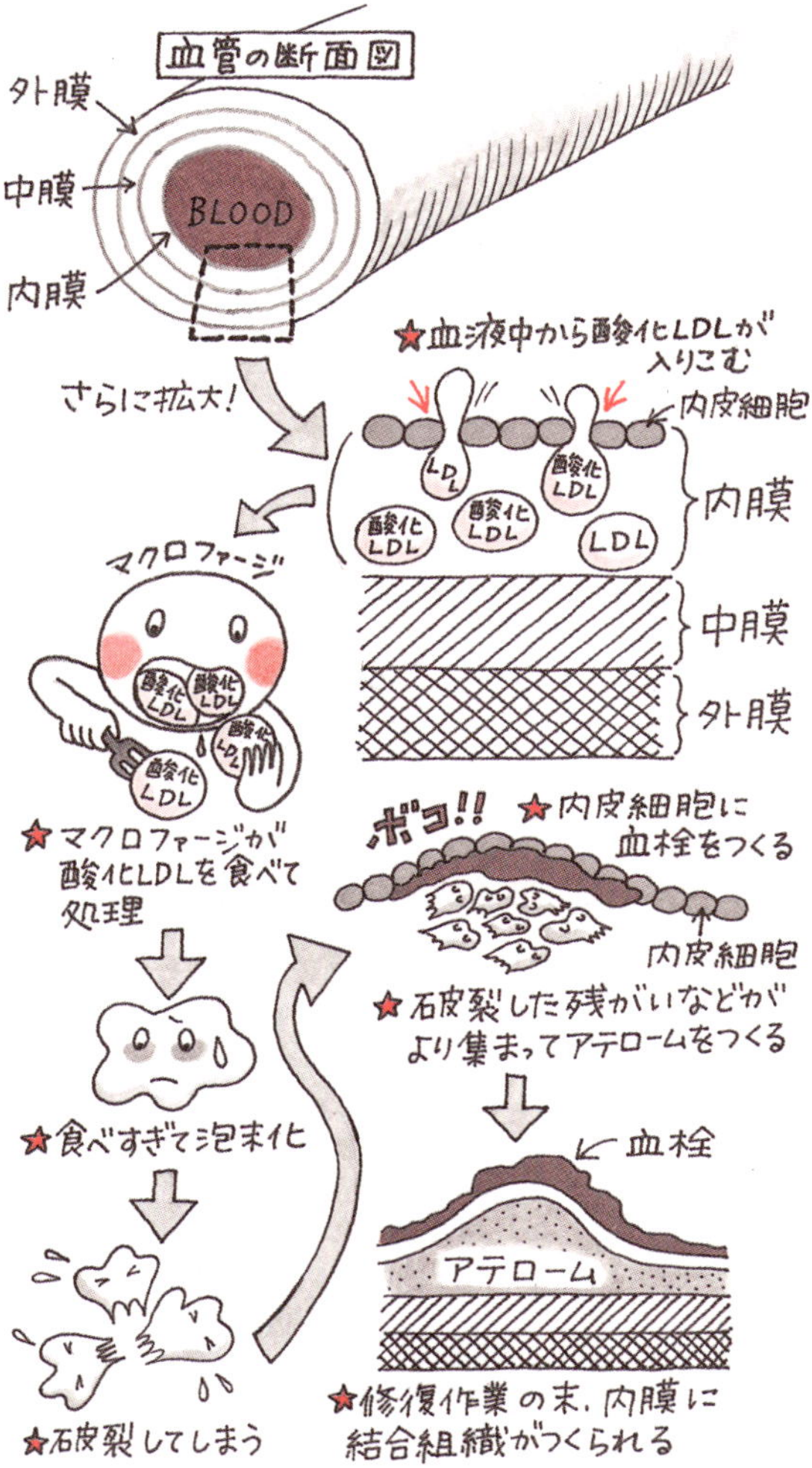

こんな人が高コレステロールになる

食べ過ぎと肥満

食べ過ぎによる肥満は、コレステロール値を上昇させる大きな原因になります。

一日に必要なエネルギー量（33ページ）を超えてカロリーを摂取し続けると、中性脂肪とそれを運搬するＶＬＤＬの合成が高まります。血液中にたくさんのＶＬＤＬが放出されると、悪玉のＬＤＬも増えると同時に、善玉のＨＤＬが減ることになります。また、脂質だけでなく糖質やたんぱく質も、体内で合成されるコレステロールの材料になります。脂肪分だけではなく、糖質やたんぱく質のとり過ぎも、コレステロールを増やす原因になるのです。

脂っこい食事

動物由来にしても植物由来にしても脂肪は全般的に高カロリーなので、油分の多い食事はコレステロールの増加につながります。なかでも、肉の脂身やバターなどの動物性脂肪には、飽和脂肪酸が豊富に含まれています。飽和脂肪酸はコレステロールの合成を促すと同時に、ＬＤＬを増やす働きがあります。脂肪分の多い肉類やバターたっぷりの料理を好む人は、高コレステロールを招きやすいといえるでしょう。

ちなみに、植物油などに含まれる不飽和脂肪酸は、ＬＤＬを減らす働きはあるものの、とり過ぎれば過酸化脂質の生成を促して動脈硬化を引き起こします。

お酒の飲み過ぎ

適度の飲酒は、消化吸収を高めたり血流をよくするなどのほか、善玉のＨＤＬを増やす効果があるといわれます。

しかし、食べ過ぎと同様に飲み過ぎれば、中性脂肪を蓄積させ、ＬＤＬを増やすことになります。しかも、適量では増えていたＨＤＬも、飲み過ぎればむしろ減少に転じることになります。

遺伝的な素因

食べ過ぎや飲み過ぎといった食生活の問題から生じるもののほかに、遺伝的に高コレステロール体質を備えているというケースもあります。これは、生まれながらにしてＬＤＬの処理能力に問題をもっているもので、家族や親族のなかに同様の体質をもった人が多いという特徴があります。

このように、家族や親族ともに（遺伝的に）コレステロール値が高いケースを、「家族性高コレステロール血症」といいます。この場合、食事や生活習慣による効果があまり期待できないので、薬物による治療が行われます。

女性は閉経後に高くなることも

女性の場合、閉経後にコレステロール値が高くなるというケースがあります。これは、閉経にともなってエストロゲンという女性ホルモンの分泌が少なくなるためだといわれています。エストロゲンの分泌が高いと、LDLが活発に処理されて減少するのに加え、HDLの合成も促進されます。このため、閉経前までは、一般的に女性のほうがコレステロール値が低いのです。

しかし、更年期にさしかかると閉経によってエストロゲンの分泌が減少するばかりでなく、新陳代謝の働きも低下してしまいます。このため、閉経と肥満の両方の影響でコレステロール値が高くなる傾向が強くなるのです。

子どもも危ないコレステロール

脂質異常症は、これまでは成人以上の年齢で起きる病気でしたが、最近では小学生や中学生など成人に達しない年齢層においても、コレステロール値が高くなる傾向が見られるようになってきました。

これは、動物性脂肪（肉類やバター、生クリームなど）や肥満を招くスナック菓子、清涼飲料等の過剰摂取、塾通いやテレビゲーム遊びなどによる運動不足、それに受験などのストレスが大きな負担となって、コレステロール値の上昇を招いているのだと考えられます。

子どもの脂質異常症は、大人以上に深刻です。食生活や生活習慣の改善によって、早急な処置を施すべきです。

脂質異常症と診断されても、自覚症状をあらわさない場合がほとんどです。しかし、20ページで解説したように、血液中の脂質値が高くなると動脈硬化によって血管がおかされ、心臓や脳など、生命に関わる重要な器官にダメージを受けることになります。コレステロールを増やさないように注意することは、こうした病気を防ぐための重要なポイントなのです。

「高脂血症」から「脂質異常症」へ

2007年4月、日本動脈硬化学会から「動脈硬化性疾患予防ガイドライン2007」が公表されました。この改訂によってあらたな基準が設けられると同時に、これまで使用されていた「高脂血症」という疾患名は「脂質異常症」に置き換えられることになりました。

これまでのガイドラインでは、総コレステロール値、悪玉と呼ばれるLDLコレステロール値、および中性脂肪のいずれかが基準値より高い場合と、善玉であるHDLコレステロール値が基準よりも低い場合を「高脂血症」と定めていました。

しかし、狭心症や急性心筋梗塞などの冠動脈疾患を引き起こすことが高いのは、悪玉であるLDLコレステロール値が高い場合であるにもかかわらず、総コレステロール値を参考に診断すると、善玉HDLコレステロール値が高い場合をも含んでしまうことがあることが、以前から指摘されていました。そこで、総コレステロール値ではなく、LDLおよびHDLコレステロール値を予防・診断の基準として採用することになったのです。

さらにHDLコレステロール値が低い場合を「高脂血症」と呼ぶのは適当でないことから、あらたに「脂質異常症」に改称されました。

第二章

コレステロールを下げる食習慣

こんな食生活を心がけよう

バランスよく食べる

コレステロール値が高いと診断されると、「卵や肉、乳製品などを食べてはいけないのではないか」とむやみに考えがちですが、決してそんなことはありません。

もちろん、これらの食品を過剰摂取するのは禁物ですが、逆に不足すれば、たんぱく質やビタミンといった必要不可欠な栄養素をとることができなくなります。

医師の指示によって特別な制限を与えられている場合は別ですが、高コレステロールの食品でも適量を守って食べるぶんにはまったく問題はありません。むしろ、野菜や海藻、きのこ類を積極的にとりつつ、肉や魚なども十分にとって、バランスのよい食事を心がけることが、高コレステロールを改善するための基本です。

摂取カロリーに注意する

バランスよく食品を摂取することと並んで、自分が一日に摂取すべきエネルギーの量（カロリー）を正しく把握し、それをきちんと守るということも重要です。

前章で述べましたが、肥満は高コレステロール状態を招く原因のひとつです。食べ過ぎによってカロリーオーバーの状態が続けば、やがては肥満して内臓や皮下組織に脂肪がたまり、血液中のＬＤＬコレステロール（悪玉）が多くなって総コレステロール値が高くなります。

「コレステロール値が高くなる＝コレステロールを含む食品をとり過ぎている」と考える前に、まずは摂取カロリーを省みて、カロリーオーバーしていないかどうかを確かめること。そのうえで、コレステロールや脂肪分を多く含む食品を控えるよう食事内容を検討していくのが、賢い食事療法のすすめ方です。

摂取すべきエネルギー量の算出法

では、自分の適正な摂取エネルギー量はいったい何キロカロリーなのか。

一日に摂取すべき必要なエネルギー量は、その人の性別や年齢、身長、それにどのような仕事に従事しているかといったことによって決められます。

具体的にいうと、自分自身の身長（ｍ）と

最適とされる肥満指数（ＢＭＩ＝ボディマスインデックス）22から算出される〈標準体重〉に、現在従事する職業などから決定される〈身体活動量〉をかけあわせれば、一日に必要なエネルギーの量が算出されます。次ページに標準体重の計算法と身体活動量の目安表、それにＢＭＩの算出法と判定基準表を掲載しましたので、自分のエネルギー量や肥満の度合いを調べてみましょう。

調整や配慮で楽しい食事を

コレステロール値を下げるためには、低カロリーや低脂肪の食事を心がけることは大切です。しかし、これは何も栄養価だけを中心に考えて、食べたいものを我慢しろということではありません。たとえば揚げ物を食べたいのであれば、油の量を減らしたり、食べる量そのものを少なくしたり、前後の食事をあっさりしたものにするといった調整や配慮さえすれば、メニューに加えてもかまいません。

食事は、おいしく楽しく食べることもとても大切です。これまでの食事にちょっとした工夫を加えて、ヘルシーでおいしい食生活を送りましょう。

標準体重、1日に必要なエネルギー量、及び肥満指数（BMI）の算出法

標準体重（kg）＝身長（m）^{2}×22

1日に必要なエネルギー量（kcal）＝標準体重（kg）×身体活動量（kcal／kg）

活動量（kcal/kg）	該当する人
20〜25	安静にしている人、寝たきりのお年寄りなど
25〜30	事務員、一般的な店員、動きの少ない工員、主婦など
30〜35	動きの多いセールスマン、動きの多い工員など
35〜40	肉体労働者、繁忙期の農業・漁業従事者など

BMI（肥満指数）＝体重（kg）÷身長（m）^{2}

BMI	判　定
18.5未満	低体重
18.5以上25未満	普通体重
25以上30未満	肥満（1度）
30以上35未満	肥満（2度）
35以上40未満	肥満（3度）
40以上	肥満（4度）

（日本肥満学会、1999より）

やってはいけない「食習慣のタブー」

食事を抜く

食事は一日三食、規則正しくとることが基本です。食欲がないから、あるいは時間がないからといって朝食を抜いたり、昼食を抜いてそのぶんを夕食で補おうなどとするのは避けなくてはいけません。

というのも、食事を抜いたことによって食事と食事の間があくと、次の食事のときに肝臓で分泌されるインスリンというホルモンの分量が多くなるために、中性脂肪やコレステロールがより多くつくられてしまうからです。

とくに、朝食を抜くと一日の食事のバランスがくずれやすくなるもの。りんごやバナナなどの果物とコーヒーだけでもかまいませんので、できるだけ朝食をきちんと食べる習慣をつけるようにしましょう。

ケーキ、スナック菓子の間食

また、間食にケーキやスナック菓子のようなカロリーの高いものを習慣的に食べるのも好ましいとはいえません。高エネルギーや脂肪分そのものも肥満につながりますし、こってりした間食を食べることは、夕食を十分に食べられなくなる原因にもなります。どうしても間食をしたい場合は、ヨーグルトや果物などを食べるようにしましょう。

遅い夕食と夜食

間食と並んで注意したいのが夜食です。私たち人間の体は、自律神経の働きによって、昼間はエネルギーを消費し、夜間はエネルギーを蓄えるようにできています。ですから、眠る前に食べる夜食のエネルギーは、ほとんどが脂肪として蓄えられることになり、結果的にコレステロールを増やすことになってしまうのです。遅い夕食は避け、眠る前二時間は何も食べないよう、心しておきましょう。

早食い、どか食い

このほか、食べ過ぎを招く早食いやどか食いも改めましょう。よく噛んでゆっくり味わって食べるよう心がければ、満腹中枢が正常に働いて、食べ過ぎを防ぐことができます。

この栄養素を積極的にとろう

ビタミン

コレステロール値の改善には、なんといってもビタミンが欠かせません。なかでも、LDL（悪玉）を減らしてHDL（善玉）を増やしたり、LDLの酸化を防ぐ作用をもつビタミンCとEは、積極的に摂取すべき基本的なビタミンです。しかも、ビタミンCはEの働きを高める性質があるので、いっしょにとることで、さらなる効果が期待できます。

また、脂質の酸化を防ぎ分解を促すビタミンB_2や、ビタミンB_2の仲間で同様の働きをもつパントテン酸やナイアシンも、つとめてとるのが望ましいビタミンです。

食物繊維

ビタミンと並んで、必ず摂取したいのが食物繊維です。食物繊維は、小腸で有害物質などを吸着して排泄するという「掃除屋」的な役割をもった栄養素ですが、とくに、水に溶けてゲル状になる水溶性食物繊維は、ゲルのなかに胆汁酸やコレステロールを閉じ込めてしまう性質をもっており、余分なコレステロールの排泄にたいへん役立ちます。水溶性食物繊維には、果物に多く含まれるペクチンや、こんにゃくいもに含まれるマンナン、海藻類に含まれるアルギン酸などがあります。

カロテノイド

食品の色素中には、ＬＤＬの酸化を強力に抑える抗酸化成分が含まれています。たとえば、にんじんのオレンジ色やかぼちゃの黄色（カロテン）、トマトやすいかの赤色（リコピン）、さけやいくらの赤色（アスタキサンチン）、わかめやこんぶなどの黒色（フコキサンチン）。これらの色素成分はカロテノイドと呼ばれ、コレステロール値の低下に大きな効果を発揮します。とくに、トマトのリコピンやさけのアスタキサンチンは、ビタミンＥの何倍にも及ぶ抗酸化力をもっているといわれています。

ポリフェノール

抗酸化作用をもつ色素成分には、カロテノイド以外のものもあります。たとえば、ブルーベリーやぶどうの紫色に含まれるアントシアニン、大豆の黄色に含まれるイソフラボンやサポニン、アスパラガスやそばのルチン、たまねぎのケルセチン。これらはすべて光合成によってつくられる成分で、ポリフェノールと呼ばれています。

ポリフェノールには、色素以外にも、緑茶に含まれるカテキンのように苦味や渋味として存在するものもあります。

ビタミンやミネラルを「微量栄養素」と呼ぶのに対し、カロテノイドやポリフェノールは「非栄養素」と呼ばれますが、どちらも高い抗酸化作用をもつ機能性食品因子（フードファクター）として、大きな健康

代表的なポリフェノールの種類

栄養成分	含まれるおもな食品
ゴマリグナン	ゴマなど
クルクミン	ターメリック（ウコン）など
タンニン	お茶、赤ワイン、しそなど
ルチン	そば、アスパラガスなど
アントシアニン	ぶどう、ブルーベリー、いちご、なすの皮など
サポニン	大豆、大豆加工品
イソフラボン	大豆、大豆加工品
カテキン	緑茶、ワイン、ブルーベリーなど
ケルセチン	たまねぎ、ブロッコリーなど
ケンフェロール	だいこん、たまねぎなど
ナリンジン	みかん、グレープフルーツなど

効果が期待されています。

DHA、IPA

コレステロール値を下げるためには、肉類に含まれる動物性脂肪を控えなければいけませんが、同じ脂質でも魚類に含まれるDHA（ドコサヘキサエン酸）やIPA（イコサペンタエン酸）などの多価不飽和脂肪酸は積極的に摂取すべきです。

DHAやIPAには、悪玉コレステロールを減らす作用があるほか、血小板の凝集を抑制して血栓を防止したり、できてしまった血栓を溶かす働きがあり、コレステロールの増加による動脈硬化の進行に歯止めをかけてくれます。DHAやIPAはおもに背の青い魚に多く含まれています。

ただし、これらの脂肪酸は酸化すると有害な物質に変化してしまうため、調理法に注意したり、酸化を抑える食品とあわせてとるなど、摂取の仕方に配慮する必要があります（詳しくは3章の各項を参照）。

このほか、甲殻類に含まれるタウリン、たまねぎやにんにくのイオウ化合物、やまいもやさといものヌルヌル成分であるムチンも、コレステロールの改善に効果的な成分です。

要注意！　こんな食品とこんなメニュー

動物性脂肪を控える

高コレステロールを改善するには、油脂類のとり方に注意が必要です。

まずは、飽和脂肪酸を多く含む肉類の脂肪やバターを控えること。飽和脂肪酸を多くとり過ぎると、肝臓の細胞内でＬＤＬ（悪玉）が処理されにくくなり、コレステロール値が上昇します。とくにバターは顕著にコレステロール値を上げるので、なるべくなら使用を避けたほうがよいでしょう。

植物油とのつきあい方

一方、植物油などに含まれる不飽和脂肪酸、なかでも、リノール酸やα－リノレン酸（多価不飽和脂肪酸）にはコレステロール値を低下させる強い作用があります。が、これらは酸化されやすいうえ、リノール酸のようにＬＤＬだけでなく善玉のＨＤＬまで減らしてしまうものもあります。これに対し、オレイン酸（一価不飽和脂肪酸）はコレステロール値の低下作用については多価不飽和脂肪酸に劣るものの、ＬＤＬを減らしてＨＤＬを増やすうえ、酸化されにくい性質をもっています。料理に使用する油は、オレイン酸を多く含むオリーブ油や菜種油を中心に使うようにしましょう。

コレステロールは一日三〇〇mg以下に

13ページで述べたように、食品中からとり込まれるコレステロールはわずか二割程度に過ぎません。しかし、食品からのコレステロール摂取量が増えれば、肝臓でのコレステロール処理が間に合わなくなり、血液中のコレステロール値が上がることになります。ですから、コレステロール値が高い人は高コレステロール食品の摂取に注意し、食品からとるコレステロールの量を三〇〇mg以下に抑えるようにします。

控えたい高コレステロール食品

できるだけ控えたい高コレステロール食品には、鶏や豚のレバー、すじこやたらこなどの魚卵、ししゃもやしらすのような内臓ごと食べる小魚、チーズや生クリームなどの乳製品があげられます。

鶏卵は高コレステロール食品ですが、数々の調査からむやみに敬遠すべきもので

食品中のコレステロール含有量 1

	食品名	目安量（g）	含有量（mg）
肉類	鶏肉レバー　1切	20	74
	もも（皮付き）　1切	80	72
	もも（皮なし）　1切	80	62
	ささ身　2本	80	42
	手羽　小1本	30	42
	豚肉レバー　1切	20	50
	もも　薄切り2枚	60	40
	肩　薄切り2枚	60	39
	バラ　薄切り2枚	60	42
	ヒレ	80	51
	牛肉レバー　1切	20	48
	もも　薄切り2枚	60	44
	肩　薄切り2枚	60	43
	バラ　薄切り2枚	60	59
	ヒレ　ステーキ1人分	80	53
	ベーコン　薄切り2枚	30	15
	ロースハム　1枚	20	8
	ウインナーソーセージ　3本	50	29
魚介類	あじ　中1尾頭付き	110	46
	あなご　小2切	60	84
	あんきも　1切	10	56
	まいわし　中1尾頭付き	70	26
	めざし　中2尾	30	30
	しらす干し　大さじ2杯	10	39
	うなぎ　中1串	60	138
	かれい　1切	80	57
	きんめだい　1切	80	48
	さけ　1切	80	47
	さば　1切	80	51
	さんま　中1尾頭付き	120	53

（五訂日本食品標準成分表による）

食品中のコレステロール含有量 2

	食品名	目安量（g）	含有量（mg）
魚介類	ししゃも　生2尾	40	92
	ぶり　小1切	60	43
	まぐろ　赤身刺身1切	15	8
	あさり　10個殻なし	50	20
	かき　むき身5個	100	51
	さざえ　2個	80	112
	するめ　1枚	30	294
	くるまえび（養殖）　2尾頭付き	80	68
	たらばがに　中一足殻なし	40	14
	まだこ　刺身1切	20	30
	ほたるいか　1人分	30	72
魚卵	すじこ　大さじ1杯	10	51
	たらこ　1腹	80	280
	かずのこ　小1腹	30	111
	うに　大さじ1杯	10	29
卵類	うずら　1個	10	47
	鶏卵　M1個	50	210
乳類	普通牛乳　1本（びん）	200	24
	生クリーム　大さじ1杯	10	12
	ヨーグルト（全脂無糖）　1個	100	12
	プロセスチーズ　6個入扇形1個	25	20
油脂類	バター　大さじ1杯	10	21
	牛脂　大さじ1杯	10	10
	マヨネーズ（卵黄型）　大さじ1杯	15	23
菓子類	カステラ　1切	50	80
	ドーナツ　1個	80	18
	アイスクリーム　1カップ	100	32
	ショートケーキ　1切	60	90
	カスタードプリン　1個	60	84
	シュークリーム　1個	50	125

もないことが認められていますので、医師の指示に従って適量をとるようにします。ただし、卵黄を使用した菓子類やマヨネーズなどは控えたほうがよいでしょう。

なお、いかやたこは、コレステロールが多くてもコレステロール値を下げる有効成分（タウリン）が含まれているので、むしろ積極的に摂取することがすすめられます。

外食、コンビニ食の注意点

外食やコンビニ弁当は、ごはんや麺など糖質が多いうえに脂質の分量も多いので、高エネルギーになりがちです。それに野菜やきのこ、海藻類が少ない、塩分が高いなど、栄養のバランスを崩す問題点が多いので、できるだけ避けてほしいものです。

もしもやむをえず、外食やコンビニ弁当に頼る場合は、丼ものよりも定食、肉よりも魚のおかず、おひたしや冷ややっこ、煮物などの一品物でバランスを補うといった工夫が必要です。ちなみに、油を多用する中華や洋食より、あっさり系の和定食がおすすめです。また、パスタやラーメンなどの麺類を食べる場合は、野菜やきのこなど具だくさんのメニューを選んで、汁は飲まずに残すようにしましょう。

外食、加工食品・コンビニ食品などのエネルギー量と食塩相当量

	メニュー（食品）名	エネルギー量（kcal）	食塩相当量（g）
外食（1人分）	焼き魚定食	520	4.5
	刺身定食	591	6.2
	親子丼	649	3.6
	天丼	765	3.3
	カツ丼	891	5.7
	ざるそば	287	2.9
	鍋焼うどん	584	5.6
	カレーライス	690	4.0
	オムライス	840	3.9
	スパゲティミートソース	600	2.9
	ラーメン	452	6.1
	チャーハン	578	2.7
	ハンバーガー	259	1.5
	フライドポテト	215	0.3
	フライドチキン	203	1.2
加工食品（100g当たり）	冷凍えびフライ	132	0.9
	冷凍シュウマイ	215	1.3
	冷凍ハンバーグ	223	1.2
	レトルトカレー	119	1.4
	コーンクリームスープ（粉末）	333	10.4
	レトルト麻婆豆腐の素	137	3.8
	マカロニグラタン	118	0.6
コンビニ食品（1食当たり）	おにぎり（さけ）	164	0.9
	手巻寿司（シーチキン）	163	0.9
	やきそば	526	3.2
	幕の内弁当	886	3.5
	ゴボウサラダ	95	0.8
	ツナサラダ	175	1.6

※紹介した数値は平均的な例です。

コレステロールを下げる調理法

肉は脂肪分の少ない部位を選ぶ

肉類は、同じ肉でも部位によって脂肪分が異なります。

たとえば、牛や豚でいえば、バラ肉はもっとも脂肪分が多く、もも肉はもっとも少ない、ロースならば肩ロースのほうが低脂肪です。また、鶏肉ならばもも肉よりもむね肉やささ身のほうが、脂肪分が少なくなります。

このように、脂肪分の少ない部位を選んで用いれば、肉料理も安心してメニューに取り入れることができます。また、調理する前にあらかじめ脂身や皮の部分を取り除いておくのも、脂肪分を減らす方法のひとつです。

料理で脂肪分をカットする

一方、料理法を変えることによって、脂肪分を抑えるという手もあります。たとえば、フライパンで（油をしいて）焼くのをやめて、ゆでたり蒸したりする。鉄製のも

脂肪分をカットする工夫

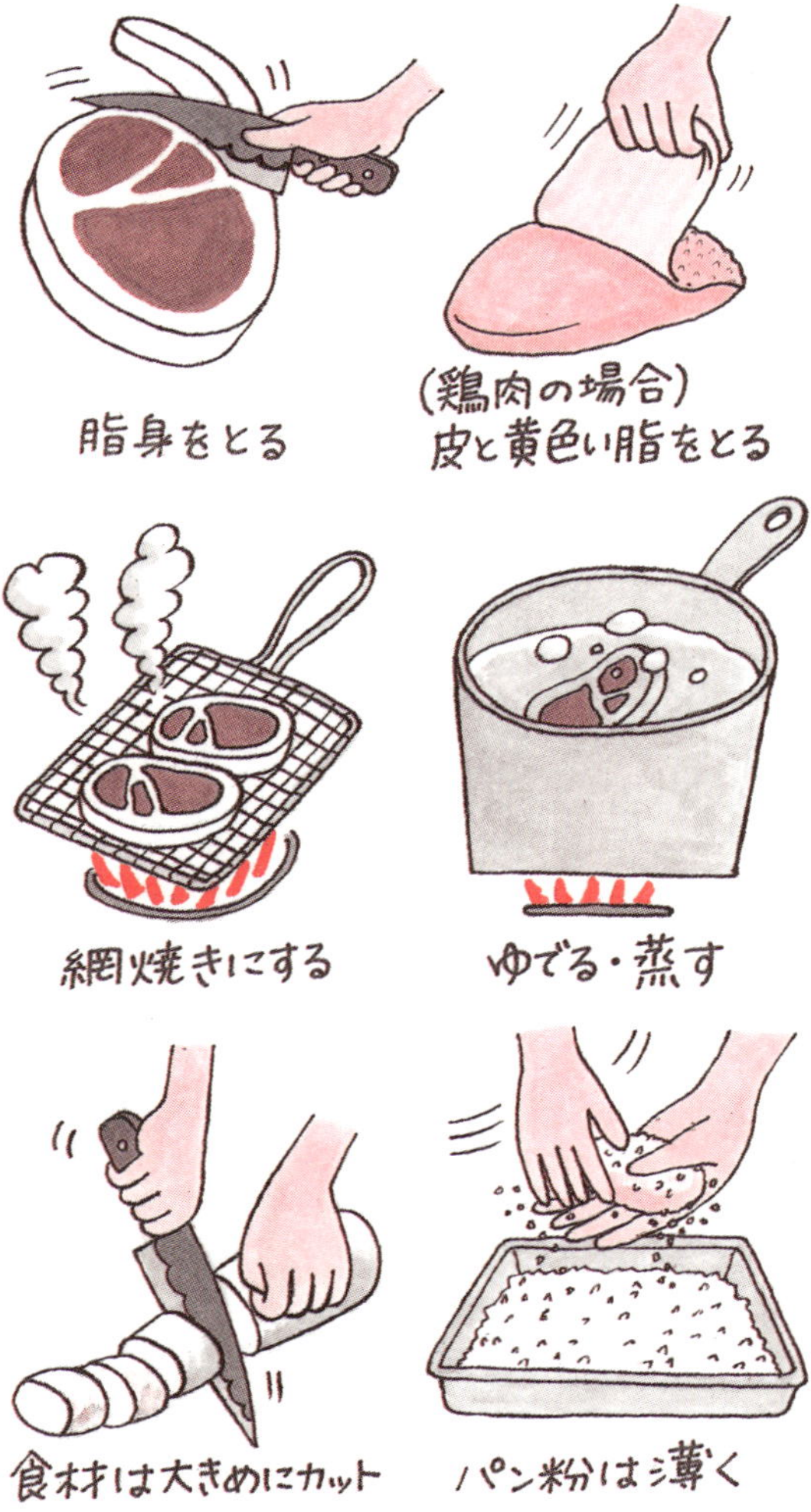
脂身をとる
（鶏肉の場合）
皮と黄色い脂をとる
網焼きにする
ゆでる・蒸す
食材は大きめにカット
パン粉は薄く

のでなく、油のいらないフッ素樹脂加工のフライパンを使う。あるいは焼き網に変えるなど。料理法を変えることによっても、摂取される脂肪分の量は大きく変わります。

油を使う調理法の場合は…

炒める、揚げるといった油を使う料理も、工夫次第で油の吸収を抑えることができます。油の吸収を抑えるポイントは、使用する油の量を少なくすることに加えて、長時間料理しないこと、素材が油に接する面積を少なくすることなどがあげられます。

ですから、炒めものをする場合は、野菜などの素材を大きめにカットし、少なめの油で手早く仕上げるようにします。火の通りのよくない固めのものは、下ゆでしておくとよいでしょう。

また、揚げ物の場合は素揚げやから揚げがおすすめですが、パン粉をつけるなら細かいパン粉を薄くつけて、少量の油で炒め揚げにするのが望ましいでしょう。

高血圧予防のために減塩を

脂質異常症と高血圧は直接的な関係はありませんが、このふたつが重なれば、動脈硬化の進行に大きく拍車がかけられることになります。ですから、脂質異常症の改善をはかる際は、高血圧もあわせて予防する心がけがとても大切です。

高血圧を予防するには、塩分のとり過ぎに十分注意しなければいけません。食塩相当量で一日の摂取量一〇g以下を目標に、食塩のほかみそ、しょうゆなどの使用量をできるだけ控えるようにしましょう。

酢をたくさん使った食事を

塩分を控えるといっても、単に味を薄くしたのでは味気なくて食が進まないこともあると思います。

そこでおすすめするのは、こんぶやかつお節などに含まれるだしのうま味を積極的に料理に使うことです。うま味は料理をおいしくするだけでなく、グルタミン酸やイノシン酸など体に役立つ成分でもあります。

また、酢を調味料として取り入れるのもたいへんおすすめです。酢には、コレステロール値を下げたり、ＬＤＬの酸化を防ぐ働きが認められています。一日一五㎎程度を、できれば毎日とるとよいでしょう。

このほか、レモンやすだちなどの香酸柑橘も、味わいをよくするうえ、抗酸化作用をもつビタミンＣの補給に役立ちます。

高コレステロールに効果的な特定保健用食品

特定保健用食品（トクホ）とは

食品には、「生命を維持する」（栄養）、「食事を楽しむ」（味覚）、「健康を維持する」（体調調節）の三つの機能があります。この三番目の機能に注目してつくられた食品のうち、厚生労働省の認可を受けたもの、あるいは厚生労働省が定めた基準をクリアしたものは「保健機能食品」と呼ばれます。

この保健機能食品は、大別すると「栄養機能食品」と「特定保健用食品」のふたつに分けられます。

栄養機能食品とは、ビタミン剤あるいは「○○エキス」などの名称で錠剤やカプセルの形態で販売されているもので、いわゆるサプリメントと呼ばれるもの。

一方、特定保健用食品は、飲料や菓子、食品調理油をはじめとする一般食品の形態で販売されているもので、「血圧が高め」「血糖値が気になりはじめた」、「おなかの調子を整える」、「むし歯の原因になりにくい」など具体的な用途が表示されています。

含有される有効成分

特定保健用食品のなかには、「コレステロール値が高め」に対応したものも数多く出回っています。

たとえば、大豆の子葉に含まれる大豆たんぱくを配合した豆乳やヨーグルト、かにやえびなどの甲殻類の殻に含まれるキトサンを配合したビスケットや即席麺、それに、植物ステロールエステル入りのマーガリンなど。これらの有効成分は、いずれも肝臓内の胆汁酸と結合することによってコレステロールの排泄を促し、コレステロール値の低下に効果をもたらすとされています。

効果的な食事療法の一助として、特定保健用食品を、ふだんの食生活のなかに上手に取り入れてもよいでしょう。ただし、過信は禁物です。

トクホ商品についている
ロゴマーク

ソヤファーム
豆乳で作ったヨーグルト

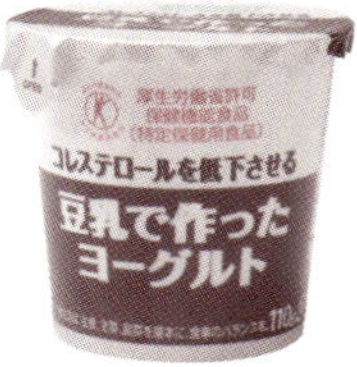

ソヤファーム株式会社

（希望小売価格：110g　100円税別）

コレステロール値を下げる大豆たんぱく質を含有。毎日2個を目安に食べるのがおすすめ。

［問い合わせ先］
ソヤファーム株式会社
お客様相談室
0120-592-102 (9:00～17:00)

キトサンヌードル
しょうゆ味、タンメン

日清食品株式会社

（希望小売価格：しょうゆ味56g
タンメン55g　190円税別）

血中のコレステロールを低下させる働きのあるキトサン1000㎎を麺に練り込んだカップ麺。

［問い合わせ先］
日清食品株式会社 広報部
03-3205-5252

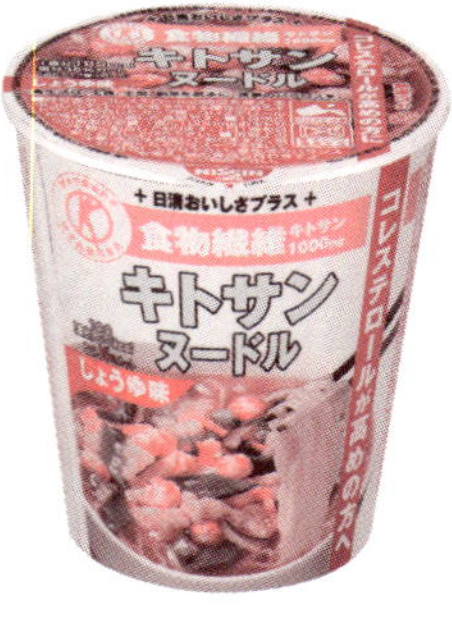

ラーマ　プロ・アクティブ

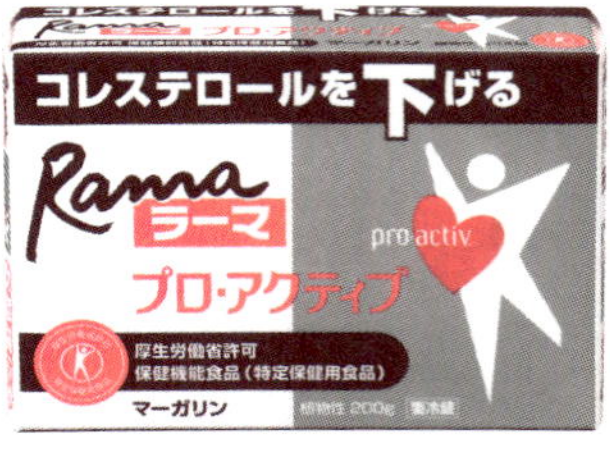

株式会社 J-オイルミルズ

（希望小売価格：200g　オープン価格）

植物ステロールエステルがコレステロールの吸収を抑制。1日大さじ1杯分を2回に分けてとるのがおすすめ。

［問い合わせ先］
株式会社 J-オイルミルズ お客様相談室
0120-936-734

※データは平成20年9月現在のものです。

高コレステロール度チェック

次の項目について、「はい」「いいえ」で答えて下さい。「はい」の数で、あなたが「高コレステロール血症」になりやすいかどうかをチェックします。

体に関するチェック

1 年齢が男性45歳以上、女性55歳以上である
2 高血圧である
3 血糖値が高いといわれたことがある
4 心臓病がある
5 血液検査で中性脂肪が高かった
6 皮膚や眼瞼（まぶた）に黄色腫がある

生活習慣のチェック

7 いつも自動車を利用している
8 休日は家でゴロゴロしていることが多い
9 よくつまずいたり、転んだりする
10 仕事上のつきあいで、お酒を飲む機会が多い
11 ストレスが多いと思う
12 たばこを一日に15本以上吸う

食習慣のチェック

13 夜遅く食事をすることが多い
14 野菜はあまり食べない
15 外食すること多い
16 揚げ物や脂っこいものが好きである
17 ファーストフードやインスタント食品をよく食べる
18 甘いものが好きで、よく食べる
19 魚より肉類をよく食べる
20 いくらやたらこが好きで、よく食べる

「はい」の合計数　　　個

判 定

前ページの項目で、「はい」の数はいくつありましたか？

☆「はい」が0～2個 ☆

さほど心配ありませんが、体のチェックのところで２項目チェックがある人は、全体で５個以上あるのと同様、危険性が高くなりますのでご注意下さい。

☆「はい」が3～4個 ☆

高コレステロール血症になる恐れがあります。治せる悪習慣から改めていきましょう。

☆「はい」が5個以上 ☆

すぐにでも「高コレステロール血症」を発症する危険あり！　日常生活の点検をし、食習慣の改善や運動を積極的に行って、危険性を減らしましょう。

[注意]
このセルフチェックの「はい」の数が少ないからといって、「高コレステロール血症」にならないとは限りません。心配な人は、必ず医療機関で健康診断を受け、その結果をもとに、栄養相談を受けるようにしましょう。

（作成……監修　小川晶子）

第三章

コレステロールを下げるおいしい食べ物

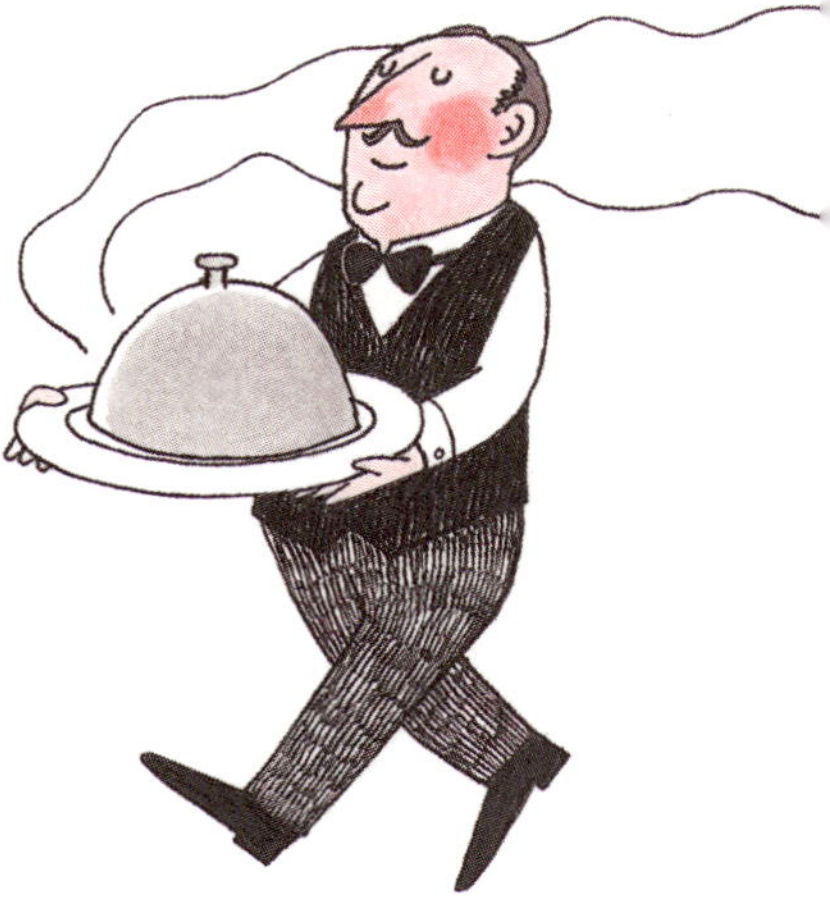

主食にひと工夫でヘルスアップ

玄米・胚芽米

☆食物繊維やリノール酸に富んだ玄米

私たちの主食であるごはん（白米）は、精米することによって、もみ殻とともに胚芽や外皮（ぬか）が取り除かれたものですが、この取り除かれる胚芽やぬかにこそ、コレステロール値の改善に役立つ成分が含まれています。胚芽やぬかが残された状態の米を玄米と呼びます。

玄米のぬかには、コレステロールを吸着して排泄する食物繊維が豊富です。また、ぬかや胚芽に含まれるリノール酸は多価不飽和脂肪酸の一種で、コレステロール値の低下にたいへん役立ちます。そのほかにも、IP6、γ－オリザノール、フェルラ酸などの抗酸化成分も含まれており、高コレステロールの食事療法にぜひとも取り入れたい食品のひとつです。

☆食べやすく栄養価も高い胚芽米

とはいえ、ぬかが残されたままの玄米は白米にくらべて消化が悪く、食べごたえも硬くて抵抗を感じるという人もいるかもしれません。そんなときにおすすめしたいのが、玄米からぬかだけを取り除いた胚芽米です。

ぬかを除くことによって食物繊維は大幅に損なわれますが、玄米特有のボ

[コレステロールを下げる成分]
食物繊維、リノール酸、ビタミンEなど

【そのほかの効能】
高血圧、動脈硬化、糖尿病、便秘、疲労回復など

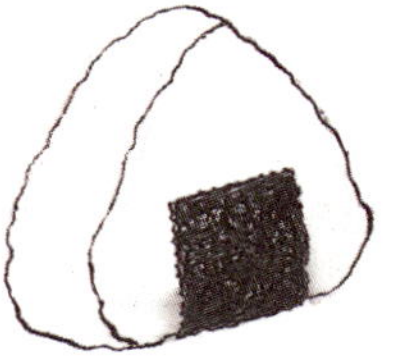

ソボソとした食感がなく、白米同様の味わいが得られます。もちろん胚芽部分はそのまま残されるので、リノール酸やビタミンEなどの有効成分は玄米と同様に摂取することができます。

☆発芽玄米の「ギャバ」に高い効果

また最近では、玄米を水につけて発芽させる処理を施した発芽玄米の人気も高まっています。発芽玄米は、玄米をわずかに発芽させることによって、胚芽に含まれるギャバ（γ―アミノ酪酸）が増加した状態にあります。

ギャバには血圧を下げる働きがあるほか、中性脂肪を抑えたり、LDLを減らす効果もあります。しかも発芽促進によって外皮が柔らかくなっているため、玄米よりもずっと食べやすいのもメリットです。

豆知識

玄米初心者は、ぬかの分量を加減した分つき米（三分つきや五分つきなど。米店で購入可）から始めてもよい。また、白米に玄米を混ぜたり、炊き込みごはんなどにすると比較的抵抗なく食べられる。いずれにしても、玄米はよくかんで食べることがポイント。

強力な抗酸化力をもつルチンの宝庫

そば

☆抗酸化物質のルチンがたっぷり

古くから私たちの食生活になじみ深いそばは、コレステロール値の改善にたいへん効果的な食品です。その理由のひとつとして、ルチンという成分がたっぷり含まれていることがあげられます。

ルチンは、抗酸化物質ポリフェノールの一種で、緑茶に含まれるカテキンや大豆に含まれるイソフラボンと並んで、健康効果に強い期待がもたれています。ルチンには毛細血管を活性酸素から守る働きがあり、コレステロールの過剰による脂質異常症や動脈硬化を予防するのにたいへん効果的です。

☆食物繊維、たんぱく質にも効果

また、そばには水溶性、不溶性の食物繊維も豊富です。水溶性食物繊維は余分なコレステロールをからめとって体外に排泄するほか、胆汁酸にも吸着、排泄する性質があります。コレステロールは胆汁酸の構成成分であるため、胆汁酸が排泄されると、それを補うために血液中のコレステロールが（胆汁酸の生成に）使われることになり、結果的にコレステロール値を下げるのに役立つことになります。

また、最近ではそばに含まれるたん

［コレステロールを下げる成分］
ルチン、食物繊維、たんぱく質など
［そのほかの効能］
高血圧、動脈硬化、便秘、糖尿病など

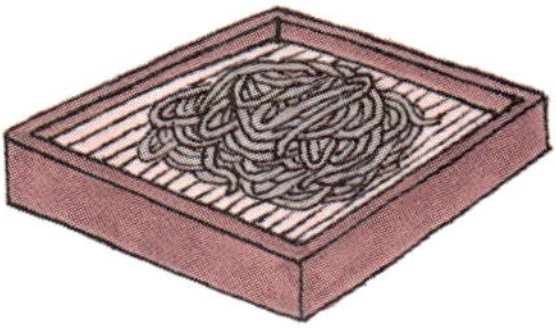

ぱく質には体脂肪の蓄積を抑える働きがあることも報告されており、脂質異常症の予防が期待できます。

☆更科よりも田舎そばがおすすめ

そばの実は、実を包む外側の殻から中心部にいくほど白くなります。より白い部分を用いてつくられるのが「更科そば」、殻に近い黒っぽい部分もいっしょにひいたものは「田舎そば」と称されます。ルチンや食物繊維といった有効成分は、殻に近いほうが多く含まれるので、田舎そばのほうがおすすめです。

また、そば粉はまとまりにくいため、つなぎに小麦粉を混ぜたそばも多く市販されていますが、より高い効果を期待するにはそば粉が一〇〇％のものを選ぶようにしましょう。

豆知識

有効成分のルチンは、そばをゆでるときに大部分が湯に溶け出すので、薄味にしてそば湯を飲むようにする。ふつうのそばの一〇〇倍ものルチンを含むといわれるダッタンそば（中国の雲南省、四川省原産）なら、さらなる効果が。ダッタンそばは大手百貨店やインターネットなどで購入可能。

大豆たんぱくがコレステロール値を改善

大豆

☆効果抜群の大豆たんぱく

大豆は、コレステロール値を改善するための成分がたいへん豊富です。コレステロール値が高めの人にとって、大豆あるいは大豆加工食品は、毎日でも摂取することをおすすめしたい食品といっても過言ではありません。

そんな大豆の有効成分の筆頭にあげられるのが、大豆の主成分である大豆たんぱくです。

大豆たんぱくは、血液中の総コレステロール値やLDL（悪玉）コレステロール値が高い場合には、コレステロール濃度を下げるように働きますが、コレステロール濃度が正常である場合には、総コレステロール値をそのままに保ったうえで、LDLとHDLの比率だけを正常に戻すように働きます。

このように、大豆たんぱくはコレステロールを正常に保つための、たいへんすぐれた作用を備えています。

☆サポニンが脂質の酸化を抑える

また、大豆に含まれるサポニンという物質は、血液中の余分なコレステロールや中性脂肪を減らすとともに、これらの脂質が有害な活性酸素によって酸化されるのを抑える働きがあります。酸化された脂質は血管壁に傷をつ

[コレステロールを下げる成分]
大豆たんぱく、サポニン、植物ステロール、レシチンなど

[そのほかの効能]
骨粗しょう症、更年期障害、痴呆症など

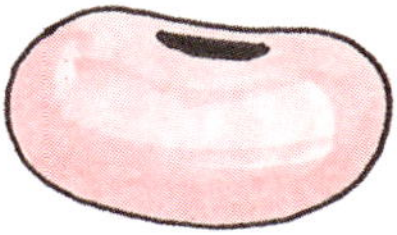

け、その傷口からコレステロールなどが入り込むことによって、動脈硬化や血栓が引き起こされます。サポニンは、酸化された脂質が血管を傷つけるのを防ぐ役割も果たしてくれます。

☆植物ステロールやレシチンにも効果

このほかにも、コレステロールの低下に効果的な成分として、リン脂質の一種であるレシチンや不飽和脂肪酸、植物ステロールなどが含まれます。植物ステロールは小腸で吸収されて、同じく小腸内に存在するコレステロールと競合してその吸収を抑える働きがあり、コレステロール値の低下にたいへん効果的だといわれます。

植物ステロールは、さまざまな植物に含まれ、種類も豊富ですが、全食品中でもとくに大豆に豊富に含まれています。

豆知識

大豆は消化されにくいので、乾物を戻す場合は吸水と加熱を十分に行うこと。すりつぶしてディップにしたり、ハンバーグにするのもおすすめ。戻した汁は栄養分が流れ出ているので、炊飯や味噌汁などに使うとよい。

大豆由来の有効成分にさらなる効果が

大豆加工食品

☆納豆には大豆の有効成分がまるごと

納豆は、手軽なおかずとして重宝するとても便利な大豆加工食品です。大豆に含まれる有効成分をまるごと摂取できることに加え、大豆加工食品のなかでも、血管壁に付着した悪玉コレステロールを取り除くレシチンが、とくに多く含まれています。

また、納豆をつくる過程で生まれる納豆特有の成分であるナットウキナーゼは、体内で分泌される、血栓を溶かす酵素の生成を助ける働きがあります。ナットウキナーゼがコレステロール値に直接的な影響を与えるわけではありませんが、高コレステロールによってつくり出される血栓を溶かすので、結果的に脂質異常症による動脈硬化に役立つということになります。

☆イソフラボンが豊富なきなこ

また大豆を炒って粉にしたきなこには、大豆由来のイソフラボンという物質が、大豆加工食品のなかでもっとも多く含まれています。

イソフラボンは、コレステロールの調節を行う肝臓に働きかけて、悪玉のLDLコレステロールを減らして善玉のHDLコレステロールを増やしてくれます。そのうえ、活性酸素による脂

[コレステロールを下げる成分]
ナットウキナーゼ（納豆）、イソフラボンなど

[そのほかの効能]
便秘、動脈硬化など

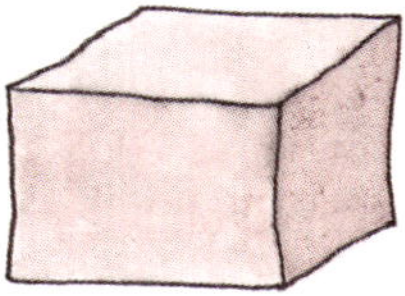

質の酸化を防ぐ抗酸化作用が高いので、LDLの酸化によって動脈硬化が進行するのを防ぐ働きもあります。

ただし、イソフラボンは体に必要なぶん（きなこ大さじ三杯程度）だけ利用されると、余ったぶんは蓄積されずに数時間で体外に排出されてしまうので、毎日摂取するのが理想的です。

☆凍り豆腐の凍結変性たんぱく質

凍り豆腐は、豆腐を低温で凍結、乾燥させた大豆加工食品で、有効成分が凝縮されているため、コレステロールを抑える働きもさらに高くなります。また、凍結の際に大豆たんぱくが変化を起こすため、コレステロールを排泄する作用が強くなることも認められています。高コレステロール対策に、積極的に食卓に取り入れることをおすすめします。

豆知識

豆乳もおすすめしたい大豆加工食品のひとつ。常飲することによって劇的にコレステロール値が低下する人も。ややクセがあるので敬遠される向きもあるが、グラタンやポタージュに用いればおいしくいただける。

ＬＤＬの酸化を防ぐ栄養素の宝庫

かぼちゃ

☆黄色い色素・カロテンの抗酸化作用

かぼちゃの黄色い果肉には、カロテノイドの一種であるカロテンという色素成分がたっぷりと含まれています。カロテンは脂質の抗酸化作用がとても強い物質で、活性酸素による悪玉コレステロールの酸化を防ぎ、動脈硬化の進行を抑えるのにたいへん役立ちます。かぼちゃに含まれるカロテンの含有量は一〇〇g中四〇〇〇μg、一〇〇gといえば二切れ程度ですから、カロテンを摂取するにあたって、かぼちゃはたいへん効率のよい野菜だといえるでしょう。

☆抗酸化成分ビタミンEが豊富

また、かぼちゃはビタミンEを豊富に含む食品の代表格でもあります。ビタミンEは「老化を予防するビタミン」「若返りのビタミン」などと呼ばれており、肌の老化や動脈硬化、がんといった加齢に伴う症状の予防に効果を発揮する栄養素です。この効果は、ビタミンEのもつ強い抗酸化作用によるものです。

また、最近の研究報告によれば、ビタミンEは酸化ＬＤＬコレステロールから血管を守る血管保護作用があり、ＬＤＬが血管壁に侵入するのを防ぐ効

[コレステロールを下げる成分]
カロテン、ビタミンE、
ビタミンCなど

[そのほかの効能]
高血圧、かぜ、がんなど

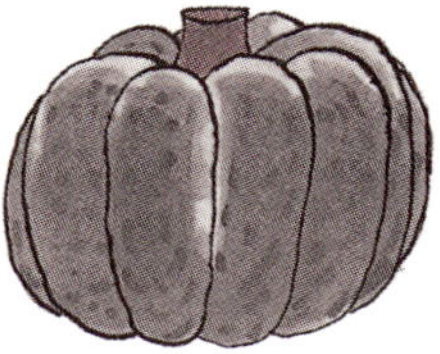

果があることが認められています。

抗酸化作用と血管保護作用のダブル効果を備えたビタミンEは、コレステロール対策を考える人の強い味方になってくれる栄養素です。

☆ビタミンCも協力してさらなる効果

カロテン、ビタミンEに加えて、かぼちゃにはビタミンCもたくさん含まれています。ビタミンCもEと並ぶ抗酸化ビタミンのひとつですが、ビタミンCはビタミンEの抗酸化力を高めるという働きもあります。しかも、カロテンは体内でビタミンAに変化して、ビタミンEとCの効果を持続させるので、三つの栄養素をいっしょにとるとさらなる抗酸化力が期待できます。

カロテン、ビタミンE、Cを同時に摂取できるかぼちゃは、理想的な抗酸化食品です。

豆知識

カロテンは脂溶性なので、油といっしょにとると吸収率がアップする。素揚げや低カロリーのドレッシングをかけたサラダなどでいただくのがおすすめ。カットしたものは冷蔵庫で、まるごとの場合は常温で保存するとよい。

赤い色素がＬＤＬの酸化をストップ！

にんじん

☆トップクラスのカロテン含有量

にんじんの鮮やかなオレンジ（赤）色には、かぼちゃの果肉の黄色い色素同様、カロテンという物質が豊富に含まれますが、その含有量はにんじんに軍配が上がります。にんじんのカロテン含有量は一〇〇g中約九〇〇〇μgにものぼり、数ある食品のなかでもダントツのトップクラスです。

カロテンの抗酸化作用は、悪玉と呼ばれるLDLコレステロールの酸化を抑制するのみならず、がんのもとになる強力な活性酸素からも細胞を守るといわれます。ちなみに、カロテンにはα、β、γ-カロテンなどがありますが、食品中にもっとも多く存在するのがβ-カロテンです。カロテンといえば、たいていの場合はβ-カロテンをさしていると考えてもよいでしょう。

☆リコピンやビタミンCも酸化を防ぐ

にんじんの色素成分には、カロテン以外にもリコピンという物質も含まれています。リコピンはトマトの赤い色素のもとになっている成分で、カロテンをしのぐ抗酸化力をもっています。

また、にんじんにはコレステロールの酸化を抑えるビタミンCも含まれています。ビタミンCは、ビタミンAと

[コレステロールを下げる成分]
カロテン、ビタミンC、リコピン、食物繊維など
[そのほかの効能]
がん、動脈硬化、骨粗しょう症など

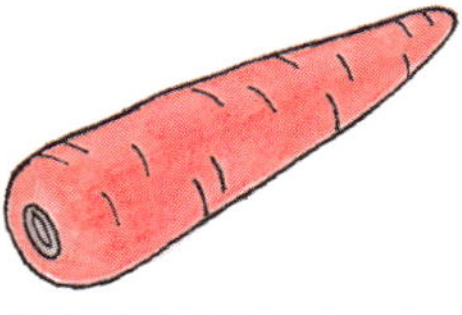

ともに摂取するとより効果が高まりますが、にんじんに含まれる豊富なカロテンの半分は体内でビタミンAに変化するため、ビタミンCとAの相乗効果を期待することができます。

☆水溶性食物繊維ペクチンも一役

さらに、にんじんにはペクチンと呼ばれる水溶性食物繊維も豊富です。食物繊維には水溶性と不溶性とがありますが、悪玉コレステロールに強い効果を示すのは水溶性のほうです。水溶性食物繊維は、水に溶けてゼリー状態になると、小腸内の胆汁酸や悪玉コレステロールをからめとって体外に排泄する働きがあります。

ペクチンのほか、海藻類に含まれるアルギン酸も、代表的な水溶性食物繊維としてコレステロール値の低下に効果的に働きます。

豆知識

にんじんのカロテンは、皮のすぐ下に多く含まれているので、よく洗ったうえで皮をむかずに食べるとよい。生食するなら、ビタミンCを破壊する酵素を抑えるために酢やレモン汁といっしょに食べること。

リコピンの強力な抗酸化力が効果大

トマト

☆赤い色素リコピンに絶大な効果が

トマトの赤い色は、リコピンという色素成分によるものです。これはにんじんやかぼちゃに豊富なカロテンと同じ仲間で、コレステロールや中性脂肪などの脂質が酸化されるのを強力に防ぐ効果があります。

にんじんやかぼちゃのカロテンにも強力な抗酸化作用がありますが、リコピンの効果はそれらを上回ることが認められています。コレステロールは、それ自体は直接体に害を及ぼすことはありませんが、体内でつくり出される活性酸素が増えると、酸化されて血管にダメージを与え、動脈硬化の原因になります。コレステロールに悪さをさせないためには、活性酸素を除去してコレステロールの酸化を食い止めることが大切です。活性酸素を撃退するには、リコピンのような強い抗酸化力を備えた食品が必要不可欠です。

☆加工品にはリコピンがたっぷり

リコピンは、生のトマトよりも加工品からのほうがより多く摂取することができます。というのも、生のトマトは比較的糖度の高いピンク系のトマトを使用しているのに対し、加工品のほうは糖度は劣るものの、リコピン含有

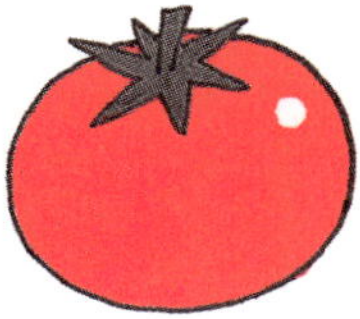

［コレステロールを下げる成分］
リコピン、ビタミンC、
食物繊維など

［そのほかの効能］
がん、高血圧、便秘、疲労回復など

量が三倍にもなる赤系のトマトを使用しているからです。しかも一日に必要なリコピンを摂取するには、生のトマトなら大きめのものを最低でも二個食べなければならないのに対して、トマトジュースなら約一缶、ピューレやケチャップなら大さじ四杯程度で補えます。塩分過多に注意する必要はありますが、リコピンを摂取するためにこれらの加工品を賢く利用したいものです。

☆プチトマトに豊富なビタミンC

また、トマトにはビタミンCも豊富に含まれています。ビタミンCは肝臓で善玉コレステロールをつくり、悪玉コレステロールを減らす働きがあります。とりわけ、プチトマトにはふつうのトマトの二倍ものビタミンCが含まれているうえ、リコピンやそのほかのミネラルも含有量が上です。

豆知識

リコピンは、油といっしょに摂取すると吸収率がアップ。また、ビタミンEと食べあわせると相乗効果を示すので、サラダで食べるならビタミンEの豊富なごまやアーモンドを加えたドレッシングで食べるのがおすすめ。

効果的な成分満載の緑黄色野菜の王様

ほうれんそう

☆カロテン含有量はトップクラス

一般的に緑黄色野菜には、活性酸素によるコレステロールの酸化を抑制するカロテンがたくさん含まれていますが、緑黄色野菜の王様と呼ばれるほうれんそうにも、カロテンがたいへん豊富に含まれています。

また、善玉コレステロールを増やして悪玉コレステロールを減らすビタミンCをはじめ、脂質の酸化を防ぐビタミンB_2、動脈硬化に効果のあるビタミンB_6などにも富み、コレステロール過多に役立つ成分が目白押しです。

これらの有効成分は、一〇〇g程度（約三分の一把）をとれば十分に摂取できる計算になりますが、ほうれんそうに含まれるカロテンもビタミンも水溶性なので、調理の際に三割以上は損なわれます。水にさらす時間は一分以内にとどめ、分量も多めに摂取することが望ましいといえそうです。

☆抗酸化作用の強いルテイン

ほうれんそうの緑色の色素には、眼病予防に役立つルテインという成分が豊富に含まれています。このルテインはカロテノイドの一種で、抗酸化作用のあることが認められています。

また、ほうれんそうにはピーマンや

[コレステロールを下げる成分]
カロテン、ビタミンC、ルテイン、
葉緑素など

[そのほかの効能]
貧血、高血圧、かぜ、美肌など

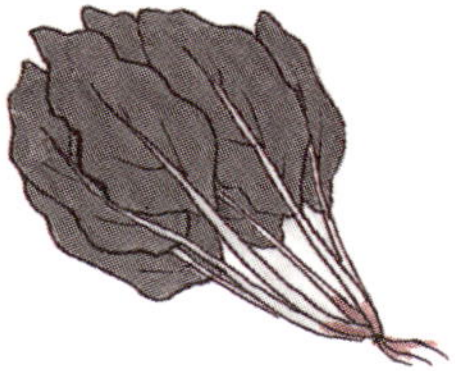

パセリ、セロリなどにも含まれる、独特の香り成分ピラジンが含まれています。ピラジンには血栓の生成を抑える働きがあり、血液の凝固を防いで血行をスムーズにする効果があります。酸化されたLDLコレステロールは血栓の生成を促進するので、動脈硬化を予防するためにも、抗血栓作用の高い食品も食べるように心がけるべきです。

☆葉緑素やたんぱく質にも抜群の効果

もうひとつ忘れてはならないのが、ほうれんそうに含まれる葉緑素の効果です。葉緑素はほうれんそうの緑色の色素成分で、血液中の毒素を取り除いたり、悪玉コレステロールを積極的に排泄する働きがあります。

また、ほうれんそうに含まれるたんぱく質もコレステロール値の低下に役立つといわれています。

豆知識

アクの少ないサラダほうれんそうはゆがく必要がないため、有効成分を損なうことなくまるごと食べられる。油があるとカロテンの吸収力が高まるので、抗酸化作用の強い植物油を使ったドレッシングでいただくとよい。

ピラジンとビタミンCに抜群の効果

ピーマン

☆ピラジンが血栓をできにくくする

ピーマンの独特の青臭さは、香り成分であるピラジンという物質によるものです。このピラジンには、たいへんすぐれた抗血栓作用があります。

血液中に含まれる血小板は、血管の損傷した部分に集まって固まり、血液が流れ出るのを止める栓（血栓）をつくるという重要な働きを担っていますが、酸化LDLが侵入した血管壁の傷口に対しても、血小板は同じように働いてしまいます。その結果、血管のなかに血栓で固くふたをされたコブができることになり、これが血流を悪くさせる原因になるのです。

しかもLDLは、血管の内皮細胞から分泌され、血小板の血栓作用を抑えて一酸化炭素の生成を低下させる性質をもっており、よりいっそう血栓をできやすくさせてしまいます。LDLによる血栓を予防するためには、ピラジンのような、血栓の生成を強力にブロックする物質がとても重要です。

☆赤ピーマンはビタミンCの宝庫

緑色のピーマンは未成熟果を収穫したものですが、これを完熟させてから収穫した赤ピーマンは、緑色にくらべてずっと甘味が増します。また、甘味

[コレステロールを下げる成分]
ビタミンC、カロテン、ピラジン、葉緑素、食物繊維など

[そのほかの効能]
動脈硬化、がん、美肌など

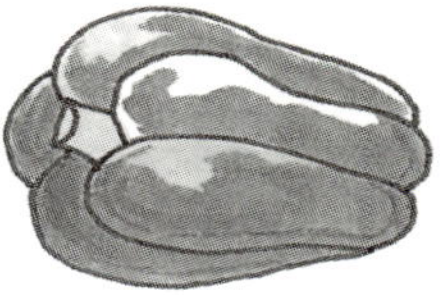

だけでなくビタミンCやカロテンなどの栄養素もずっと豊富で、とくにビタミンCは全食品中でもナンバーワンの含有率を誇るほどです。

ビタミンCは、AやEと並んで抗酸化ビタミンと呼ばれ、LDLの酸化を防ぐのに欠かすことのできない栄養素です。しかもピーマンのビタミンCはビタミンPによって守られているため、加熱などによって壊れにくいのが大きな利点。生食はもちろん、揚げる、炒めるなど幅広く利用できます。

☆葉緑素や食物繊維も役立つ成分

また、ピーマンに含まれる葉緑素や水溶性食物繊維には、余分なコレステロールを排泄する働きが期待できます。有効成分たっぷりのピーマンは、コレステロールの食事療法にぜひとも取り入れたい食品のひとつといえるでしょう。

豆知識

ピーマンのビタミンCは加熱に強いが、ほかの栄養素は加熱によって損なわれるうえ、色や風味も悪くなる。加熱調理する場合は強火でさっとが基本。ピラジンとカロテンは油といっしょにとると吸収がよい。

抗酸化ビタミンに富んだ優秀野菜

ブロッコリー

☆ビタミンCの含有量はトップクラス

花蕾《からい》の部分を食べるブロッコリーは、さまざまなビタミンを豊富に含む緑黄色野菜ですが、もっとも多く含まれるのがビタミンC。含有量のトップを誇る赤ピーマンに次ぐ豊富さ、といっても過言ではないでしょう。

ただし、ブロッコリーのビタミンCはピーマンと異なり、ゆでたり水にさらしたりすると大部分が失われてしまうというのが難点。ゆでるならできる限り短時間で済ませるよう注意が必要です。あるいは素揚げにしたり電子レンジで加熱すれば、損なわれるビタミンCの量はずっと少なくなります。

☆酸化を抑制するビタミンのパワー

ブロッコリーには、ビタミンCのほか、ビタミンEやB_1、B_2、それにカロテンも含まれています。ビタミンCは、Eと並んで強力な抗酸化作用をもつビタミンで、Cにはコレステロール値を低下させる効果が、Eには善玉であるHDLコレステロールを増やして悪玉のLDLコレステロールを抑制する働きのあることが、さまざまな実験によって確認されています。

また、ビタミンB_2にはコレステロールや中性脂肪などの脂質を代謝してエ

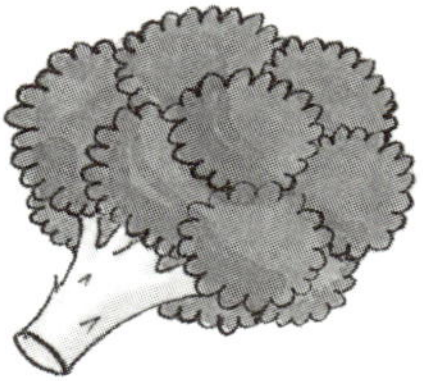

[コレステロールを下げる成分]
ビタミンB_2、C、E、カロテン、ケルセチンなど

[そのほかの効能]
がん、美肌など

ネルギーに変換する働きがあります。
このため、脂質の酸化を防ぐのみならず、すでに酸化されてしまった脂質（過酸化脂質）を分解する役目も果たします。

しかも、これらの栄養素は補完的にそれぞれの効果をアップさせます。ビタミンをバランスよく含むブロッコリーは、コレステロール値の改善にとても役立つ野菜であるといえます。

☆注目すべき有効成分がたっぷり

また、ブロッコリーにはビタミン類以上の抗酸化力を発揮するケルセチンや、発がん物質を無毒化して排泄するスルフォラファンなどの成分が含まれています。

亜鉛を含む各種ミネラルも豊富なブロッコリーは、健康効果の高い食品としてたいへん注目を浴びている野菜なのです。

豆知識

ブロッコリーは加熱後しばらくすると色が黒ずんでくるが、加熱の際に塩をひとつまみ入れると変色が抑えられる。また、輸入ものよりも国産もののほうが高い栄養価を得られる。

豊富な葉緑素がコレステロールに効く

こまつな

☆ほうれんそう並の抗酸化成分

見た目も味もほうれんそうによく似たこまつなは、ビタミンEやB群の含有量は少ないものの、カロテンやビタミンCといった抗酸化成分をほうれんそう並みに備えており、LDLの酸化防止にたいへん効果的な野菜です。しかもこまつなはアクが少なく下ゆでの必要がないため、ビタミンCの損失が少なくてすみます。汁ものの実に使えば、ほぼまるごと有効成分を摂取することができるでしょう。

ちなみに、カロテンは脂質に溶けやすい性質をもっているので、油といっしょに料理すると吸収率を高めることができます。炒めものにしたり、油揚げと煮びたしにしていただくのがおすすめです。

☆LDLに効果テキメンの葉緑素

こまつなやほうれんそうなどの青菜には、葉緑素がたいへん豊富に含まれています。葉緑素は、太陽の光によって栄養分をつくる働き（光合成）を担う、植物にとってはたいへん重要な物質ですが、コレステロール値を低下させる作用が強いことも明らかにされています。

葉緑素は、体内で消化吸収されるこ

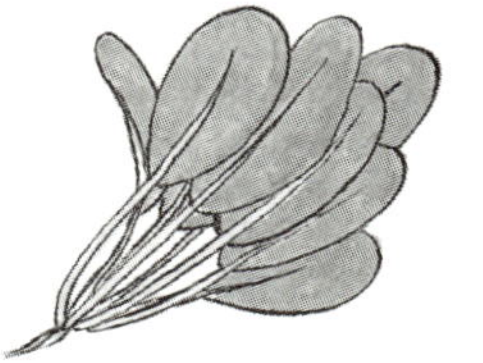

[コレステロールを下げる成分]
カロテン、ビタミンC、葉緑素など

[そのほかの効能]
貧血、高血圧、骨粗しょう症、美肌など

となく体外に排泄されてしまいますが、このとき、余分なコレステロールもいっしょに排泄してくれます。また、食物から摂取されるコレステロールのみならず、肝臓でつくり出されるコレステロールにも関与して、悪玉のLDLを減らして善玉のHDLを増やすように働きます。しかも、血管に沈着してしまったコレステロールにも効果を発揮しますので、コレステロール値の改善に必須の栄養素といってもいいでしょう。

☆カルシウムは高血圧や動脈硬化に

また、こまつなにはたいへん豊富なカルシウムが含まれています。カルシウムは高血圧や動脈硬化に効果的なミネラルですから、コレステロール値が高く動脈硬化が疑われる場合は、とくに食事に取り入れるとよいでしょう。

豆知識

こまつなはほうれんそうにくらべて日もちが悪いので、すぐに使わない場合はゆでたものを冷凍保存するとよい。葉がしおれかかっていたり、先が黄色くなりかけているものはビタミンCの破壊が進んでいるので、購入の際は要注意。

抗酸化作用たっぷりのスタミナ野菜

アスパラガス

☆カロテン、ビタミンCに富む

アスパラガスにはグリーンとホワイトの二種類がありますが、グリーンのほうが圧倒的に健康効果が高いため、現在ではグリーンアスパラガスが主流になっています。

グリーンアスパラガスには、LDLコレステロールの酸化を防ぐカロテンやビタミンC、Eなどが含まれているほか、脂質の代謝を促して酸化された脂質も分解するビタミンB_2も含まれています。また、発がん物質を解毒するセレンも含まれるなど、有効成分がたっぷりの野菜です。

☆毛細血管を強くするルチン

また、アスパラガスには毛細血管を丈夫にして動脈硬化や高血圧を予防するルチンが豊富です。

ルチンはポリフェノールの一種で、緑茶のカテキンやブルーベリーのアントシアニンなどと並んで高い注目を浴びている機能性成分のひとつ。積極的に取り入れることをおすすめしたい成分です。

このほかにも、抗酸化作用のあるアミノ酸のグルタチオン、コレステロール値の改善に有効な葉緑素など、さまざまな有効成分が含まれています。

［コレステロールを下げる成分］
カロテン、ビタミンC、E、グルタチオン、葉緑素など
［そのほかの効能］
疲労回復、高血圧、動脈硬化、美肌など

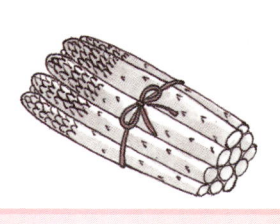

☆細胞を活性化させるアスパラギン

アスパラガスには、アミノ酸の一種であるアスパラギン酸が豊富に含まれています。

アスパラギン酸はアスパラガスから発見された成分で、新陳代謝を活発にしたりたんぱく質の合成を促進する働きがあり、疲労回復や滋養強壮に有効です。市販の栄養ドリンクには、このアスパラギン酸入りをうたったものもあるほどですから、アスパラガスの効果のほどがうかがえます。

それにアスパラギン酸には血圧を下げて毛細血管を拡張させる作用もあるため、動脈硬化の進行に歯止めをかけることができます。

アスパラガスを食べれば、コレステロール値や動脈硬化の改善のみならず、スタミナの回復も期待できるというわけです。

豆知識

アスパラガスは時間がたつと苦味が出るため、購入後は早いうちに料理を。保存する場合は、冷蔵庫の野菜室で立てた状態で保存すること。このほうが横にした場合よりも葉緑素の損失が少ない。

壊れにくいビタミンCで抗酸化力アップ

じゃがいも

☆でんぷん質がビタミンCを守る

じゃがいもには、トマトやみかん並のビタミンCが含まれています。ビタミンCは、活性酸素によってLDLコレステロールが酸化されるのを防いでくれる、たいへん有効なビタミンです。

しかし、水にとけやすく熱によって壊されやすいため、調理の段階で損なわれやすいという難点があります。その点、じゃがいものビタミンCは、でんぷん質が糊のような働きをしてビタミンCを熱から守るため、効率よく摂取することができます。しかも、じゃがいものでんぷんの約四〇%を占めるパタチンという成分は、抗酸化作用が高いといわれており、さらなる効果が期待できます。

☆高血圧に効くカリウム

また、じゃがいもは「カリウムの王様」と呼ばれるほど、カリウムを多く含んでいます。

私たちの体は、細胞内にはカリウムが、細胞外にはナトリウムが多く含まれています。が、塩分の過剰摂取などによってナトリウムの割合が高くなると、細胞内に水分が多く取り込まれて細胞が膨張します。その結果膨張した細胞が血管を圧迫することになり、血

[コレステロールを下げる成分]
ビタミンC、パタチン、
食物繊維など

[そのほかの効能]
がん、高血圧、
胃・十二指腸潰瘍など

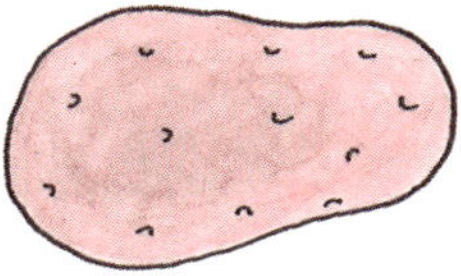

圧が上がるという事態が生じます。この状態を改善するには、カリウムを補うことによって細胞内外の水分バランスを調整し、血管にかかる圧力を緩和する必要があります。

動脈硬化を予防するためには、カリウムのような高血圧を改善する栄養素をとることもたいへん重要です。

☆より効果的に食べるには

ただし、カリウムは煮ると煮汁のなかに溶け出してしまうので、粉ふきいもやポテトサラダを作ったあとのゆで汁は、スープや味噌汁などに使うようにします。

また、ビタミンCをはじめとする有効成分は、皮の部分に集中していますので、芽をきちんと取り除いたうえで皮ごと調理できる煮物や揚げ物でいただくとよいでしょう。

豆知識

煮崩れしやすい「男爵」や「キタアカリ」はコロッケやサラダ向き、煮崩れしにくいメイクイーンは肉じゃがやカレーなど煮込み料理向き。煮崩れを防ぐためには、水からゆでることがポイント。

ヌルヌルがコレステロール値を下げる

やまいも

☆ヌルヌル成分のムチンが効果大

やまいもは、山かけやとろろなどに代表されるヌルヌルした食感が特徴ですが、このヌルヌルはコレステロール値の改善にたいへん有効です。この粘性の強い成分はムチンといい、やまいもに含まれるたんぱく質とマンナンと呼ばれるムコ多糖が結合してできたものです。

ムコ多糖は、腸内で胆汁酸やコレステロールを吸着して体外に排泄する、いわば水溶性食物繊維と同じような働きをします。このため、コレステロール値を下げるのに大きな効果を発揮します。オクラやなめこ、さといもなどのヌルヌルもこれと同じ成分です。

☆種類によって粘り気が異なる

やまいもは種類や地方によってさまざまな呼び名がありますが、大別すると、棒状のナガイモ、扁平な形をしたイチョウイモ（関東ではこれをヤマトイモとも呼ぶ）、おもに関西地方で出回るこぶし型をしたヤマトイモの三種類に分けられます。いずれも含まれる成分は同じですが、粘り気には差が見られます。

もっとも粘り気が強いのがこぶし型のヤマトイモ、これよりもややなめら

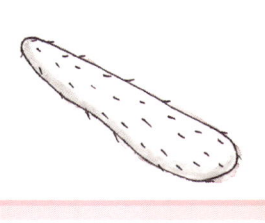

［コレステロールを下げる成分］
ムチン、食物繊維など
［そのほかの効能］
高血圧、疲労回復、糖尿病など

かなのがイチョウイモで、いずれもとろろに適しています。これに対してナガイモは水分が多くて粘りが少なく、サクサクした食感を生かしたサラダやあえ物に使われます。市場でもっとも多く出回っているのはナガイモですが、ヌルヌルのムチン効果を期待するなら、粘り気の強いものを選ぶのがよいでしょう。

☆豊富な消化酵素が健胃にも効果的

また、ムチンには胃粘膜をうるおして胃を守る働きがあります。しかも、やまいもにはジアスターゼやアミラーゼといったでんぷんの分解を促進する消化酵素も豊富なので、胃の消化力を強くしてくれます。胃の調子がすぐれないときは、できればとろろにしていただくとよいでしょう。

豆知識

目の細かいおろし金でおろすとよりなめらかなとろろになり、消化酵素もよく働く。ただし消化酵素は熱に弱いので、とろろ汁にする場合は冷ましてからだし汁をかける。やまいもは泥つきのものがベスト。あまりにも白いものは漂白されている可能性もあるので、避けたほうがよい。

葉もいっしょに食べれば効果倍増

だいこん

☆LDLの酸化を防ぐフラボノイド

だいこんには、ポリフェノールの一種で、フラボノイドの仲間に属するケンフェロールという成分が含まれています。フラボノイドは、大豆やたまねぎなどにも含まれる、白い色素のもとになっている成分で、だいこんの白さもこのフラボノイドによるものです。

ポリフェノールは、光合成によってつくられた色素や苦味などの成分で、たいへんすぐれた抗酸化作用をもっています。だいこんに含まれるフラボノイドも同様の抗酸化力をもっており、悪玉のLDLコレステロールの酸化防止に効果的です。

☆おろして食べるのがベスト

また、だいこんには血液中のコレステロール値を低下させるのに有効なビタミンCも含まれます。ただしビタミンCは加熱に弱いので、おろしやサラダ、酢の物など生で食べるのがよいでしょう。

このほかにも、消化を促進する酵素ジアスターゼや、胃液の分泌を促し殺菌作用をもつ辛味成分イソチオシアナートなどが豊富ですが、いずれも加熱によって損なわれるので、やはり生食がおすすめです。

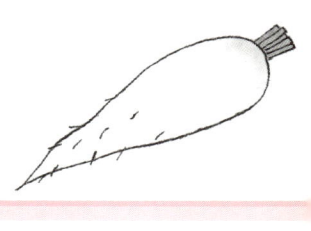

[コレステロールを下げる成分]
フラボノイド、ビタミンC、食物繊維など

[そのほかの効能]
胃弱、がん、高血圧など

ちなみに、だいこんおろしにすると、ビタミンCもこれらの成分も時間とともに効果が落ちますので、食べる直前におろすのがベストです。

☆葉の部分も大いに利用すべし

最近では葉つきで売られているものが少なくなってしまいましたが、だいこんの葉にはカロテン、ビタミンC、Eといった抗酸化成分が三拍子そろって豊富に含まれています。

そのうえ、葉に含まれるたんぱく質はグリシンというアミノ酸を多く含んでおり、これがコレステロールの生成を抑制して、コレステロール値を下げる働きをしてくれます。

このように、だいこんは根だけでなく葉にも有効成分がたっぷりつまっています。油炒めなどにして、葉の部分もしっかり食べましょう。

豆知識

だいこんの有効成分は皮の部分に多いので、おろしにする場合は皮をむかずにおろす。繊維が走っている縦方向に垂直におろすと、有効成分をムダにせずおいしいおろしができる。辛味は、頭のほうがソフトでしっぽのほうが強い。好みに応じて使い分けを。

豊富な食物繊維が抜群の効能を示す

ごぼう

☆食物繊維はトップクラス

伝統的な日本の食品ともいえるごぼうは食物繊維の宝庫。不溶性食物繊維のヘミセルロース、リグニン、水溶性食物繊維のイヌリンなどが豊富に含まれており、野菜のなかではトップクラスです。

不溶性食物繊維は消化吸収されずに腸へ運ばれて、腸のぜん動運動を活発にさせる作用があるので、便通をよくするのに役立ちます。一方、水溶性食物繊維も便をやわらかくしたり、善玉菌の働きを促進して腸内環境を整えるため、便秘や大腸がんの予防に有効です。便通が促進されることは、余分な脂肪を体外に排泄することにもつながるため、コレステロール値の上昇を抑えることになります。

☆イヌリンがコレステロールを排泄

ごぼう特有のこりこりとした歯触りは、水溶性食物繊維のイヌリンによるものです。

イヌリンは余分なコレステロールやコレステロールを原料とする胆汁酸(肝臓から分泌される消化液)をからめとって排泄する働きがあるため、血液中のコレステロール値を低下させるのにたいへん効果的です。

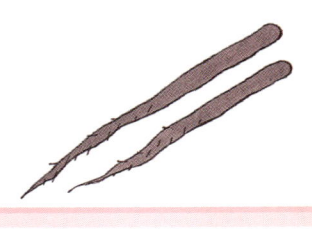

[コレステロールを下げる成分]
食物繊維、クロロゲン酸、セレンなど

[そのほかの効能]
便秘、大腸がん、糖尿病など

ちなみに、イヌリンは腎機能を高める働きもあるので、血糖値の上昇を抑えて糖尿病にも有効です。

☆活性酸素を除去する成分も

ごぼうを切ると、切り口が褐色に変化します。これは皮付近に含まれているポリフェノールの一種、クロロゲン酸によるものです。

この成分はLDLコレステロールを酸化させる活性酸素を取り除く効果がありますから、ごぼうの表面を包丁でこそげてしまうのは必ず避けて、たわしで汚れを落とす程度にします。また、水にさらすと溶け出してしまうので、アク抜きせずに料理するのがベストです。切り口が褐色に変化するのをとどめたい場合は酢水にさらしますが、あまり長い時間さらさないほうがよいでしょう。

豆知識

泥を落とした洗いごぼうよりも、泥のついたもののほうが香りが高い。太いものはスが入ってスカスカだったり固い場合があるので、細いものを選ぶのがベター。乾燥させないよう、冷蔵庫でなく冷暗所にて保存を。

主成分のグルコマンナンが効果大

こんにゃく

☆低カロリーで肥満を防止

一枚分がわずか二〇キロカロリーにも満たないこんにゃくは、肥満の防止や改善のためにぜひとも取り入れたい食品です。

肥満はコレステロール値改善の大敵です。なぜなら、肥満によって中性脂肪が増加すると、血液中の悪玉コレステロールが増えて善玉コレステロールが減るようになってしまうからです。

こんにゃくを上手に料理に取り入れて肥満を防止すれば、コレステロール値の改善のみならず高血圧の予防にもなり、ひいては動脈硬化の進行に歯止めをかけることができます。

☆水溶性食物繊維のグルコマンナン

低カロリーであることのほかに、こんにゃくの大きな特徴としてあげられるのが、水溶性食物繊維のグルコマンナンが豊富に含まれているということです。

水溶性食物繊維は水を蓄えてふくらむという特性をもっていますが、このとき蓄えられた水（この水を結合水といいます）は、コレステロールを強力に抱え込む性質があります。食物繊維は消化吸収されずに排泄されてしまいますから、コレステロールを吸着して

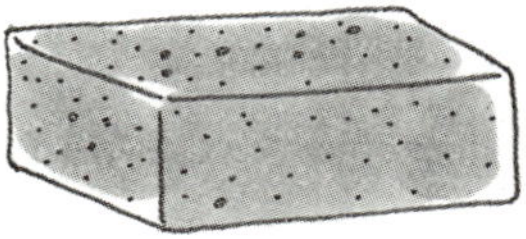

[コレステロールを下げる成分]
食物繊維

[そのほかの効能]
糖尿病、便秘など

排泄する働きをすることになり、結果的に血液中のコレステロール値の上昇を抑えることになるのです。また、血糖値を下げたり、便通をよくする働きも期待されます。

☆精粉ではなく生芋が原料のものを

このようにたいへん有効なグルコマンナンですが、これが含まれるのは、あくまでも原材料であるこんにゃくいもです。一般的なこんにゃくは、原料であるこんにゃくいもを粉にして石灰水を加えてつくられるため、石灰のナトリウムによってグルコマンナンが変質してしまい、水溶性食物繊維としての効果を失います。

しかし最近では精粉を加工したものではない、生芋そのものを原料としたこんにゃくも出回っています。原材料が生芋と記されているものを入手して、グルコマンナンを効果的に取り入れましょう。

豆知識

こんにゃくは塩でもんでから熱湯でアク抜きすると、臭みも抜けて歯触りもよくなる。また、煮物やあえ物、炒め物に用いるときは、あらかじめ空炒りしておくと味がなじみやすくなる。

「涙のもと」がさまざまに働く

たまねぎ

☆「涙のもと」が有効成分

たまねぎといえば、刻むときに生じる刺激臭と涙が定番ですが、これはたまねぎの細胞が破壊されたときに硫化アリルや硫化プロピルなどのイオウ化合物が生じるためです。

これらのイオウ化合物はたまねぎ特有の辛味のもとにもなっており、悪玉コレステロールを減らして善玉コレステロールを増やす働きがあるばかりでなく、血栓の生成を抑えて血流をよくする働きがあります。

ちなみに、硫化プロピルは血糖値を下げるのにも効果的であるため、糖尿病の食事療法でも積極的に取り入れられています。

☆加熱によって生じる成分にも効果が

硫化プロピルは熱に弱いという性質をもっていますが、切った後一五分以上おいておくと、たまねぎのなかに含まれる酵素の働きによって、加熱に強い成分に変性します。一五分以上放置してから加熱された硫化プロピルは、トリスルフィド、さらにはセパエンという物質に変わりますが、血液中の中性脂肪やコレステロールを減らす効果に変化はありません。

生でもよし、加熱してもよしのたま

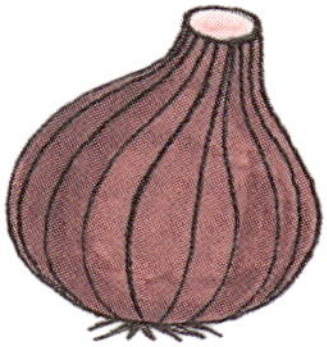

[コレステロールを下げる成分]
イオウ化合物、ケルセチンなど

[そのほかの効能]
不眠、疲労回復、かぜ、糖尿病、
脳血栓・脳梗塞など

ねぎは、コレステロール値改善の食事療法に欠かすことのできない食品といえるでしょう。

☆皮に多いケルセチンにも抗酸化作用

　また、たまねぎの皮の部分に多いケルセチンにも、コレステロールの酸化に歯止めをかける働きがあります。

　ケルセチンは黄色の色素をもつフラボノイドの一種。抗酸化ビタミン（ビタミン）CやE以上に強力に酸化を防いで、さまざまな病気から体を守る役割を果たしてくれます。

　皮つきのまままるごと煮て、ケルセチンがしみ出した煮汁をスープのもとにして、煮物や味噌汁などの料理に用いるとよいでしょう。

　動脈硬化を予防するには、一日に半固程度というのが理想的です。

豆知識

硫化プロピルは水溶性なので、生食するために水にさらすなら二〜三分以内にとどめること。保存の際は、風通しのよい冷暗所で。低温で湿度の高い冷蔵庫の野菜室などで保存すると、根が伸びて味が落ちる。ただし、新たまねぎは日もちが悪いので冷蔵庫で保存するほうがよい。

効能満載！　最強の抗酸化食品

にんにく

☆臭いのもとアリシンの分解作用

にんにくには、コレステロール値を下げるのに役立つさまざまな成分がぎっしりとつまっていますが、もっとも注目すべきは、にんにく特有の強烈な臭いのもととなっているアリシンという イオウ化合物です。アリシンは、にんにくに含まれるアリインというアミノ酸が、刻んだりおろしたりされることによって酵素アリイナーゼの作用を受けて生じるものです。

アリシンには、コレステロールや中性脂肪などの脂質を強力に分解する働きがあるほか、血栓の生成を抑制する働きもあります。このため、酸化LDLによって引き起こされる血管壁のでこぼこ（プラーク）を防止し、血流をスムーズにするのに役立ちます。

☆脂質の作用でさらなる効果

また、アリシンが脂質と結びついてできる「脂質アリシン」にも、活性酸素を除去する強力な抗酸化作用があります。そのうえ、血管を広げる働きもあるので、血圧を安定させて高血圧の予防にも有効です。

さらに、この脂質アリシンは、加熱されることによってメチルアリルトリスルフィド、ジアリルスルフィドなど

[コレステロールを下げる成分]
アリシン、スルフィド類、アホエン、スコルジンなど

[そのほかの効能]
疲労回復、かぜ、食中毒、高血圧、がんなど

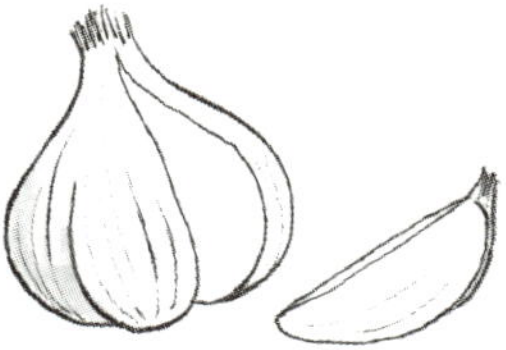

のスルフィド類やアホエンに変化します。これら物質にも抗酸化作用や抗血栓作用が認められており、脂質異常症の改善に役立つことがわかっています。

生でも加熱しても、にんにくはコレステロール値を低下させる効果を存分に発揮してくれるというわけです。

☆熟成されて生じる有効成分

このほかにも、にんにくを長時間熟成することによって生成されるS－アリルシステインや、スタミナ回復に効くスコルジンなど、さまざまな有効成分があります。いずれも抗酸化作用がありますが、スコルジンは新陳代謝を促進して体脂肪の蓄積を防ぐため、肥満の防止にも効果的。S－アリルシステインはがん予防にも役立つ成分ですが、しょうゆ漬けや酢漬けよりも日本酒や焼酎漬けにしてとるのがおすすめです。

豆知識

抜群の効能を誇るにんにくだが、食べ過ぎると胃を荒らしたり腸内の善玉菌を殺してしまうので、生なら一日一～二、加熱しても三かけ程度に。油で調理する際は、油を多めに低温で加熱するとおいしいガーリックオイルになる。

サラサラ効果大のＤＨＡ、ＩＰＡ

まぐろ

☆ＤＨＡ、ＩＰＡが豊富なトロに注目

まぐろは、腹側がトロ、背中側が赤身と呼ばれますが、注目に値するのは、なんといってもトロ。刺身、寿司ネタとして人気も値段も高いトロは、健康効果もたいへん高い魚なのです。

その一番のポイントは、青魚全般に含まれる多価不飽和脂肪酸の一種であるＤＨＡ（ドコサヘキサエン酸）とＩＰＡ（イコサペンタエン酸）をたっぷりと含んでいること。このふたつの脂肪酸は、悪玉コレステロールを減らして善玉コレステロールを増やして、総コレステロール値を下げる働きがありますが、とりわけその効果が高いのがＤＨＡです。

ＤＨＡはコレステロールの改善によいだけでなく、神経の機能を促進したり、脳の働きを活発にする作用も認められています。ＤＨＡが豊富なまぐろは、健脳食としても積極的にとるべき食品だといえます。

☆血栓を予防して血液をサラサラに

コレステロール値の低下作用ではＤＨＡに劣るものの、ＩＰＡにもＤＨＡに負けない効果があります。それは血栓をできにくくさせるという効果です。血栓の防止効果が高まることは、

[コレステロールを下げる成分]
DHA、IPA、ビタミンE、セレン、タウリンなど
[そのほかの効能]
脳卒中、貧血、冷え症など

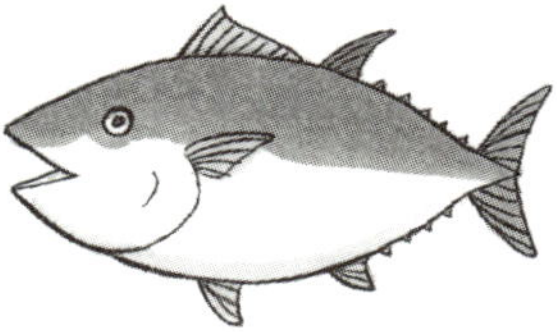

酸化LDLによって引き起こされる動脈硬化の進行を抑えることにつながります。そのうえ、IPAには中性脂肪値を低下させる働きもあり、血液中の脂質値を抑えて高脂血症の予防に大きな効果を発揮します。

トロはあらゆる青魚のなかで、DHAもIPAもトップクラスの含有量です。食生活のなかにうまく取り入れて、効果的に摂取してほしいものです。

☆赤身には有効成分のタウリンも

また、トロには抗酸化成分としてきわめて効果的なビタミンE、過酸化脂質（酸化された脂質）の分解に役立つセレンなども豊富に含まれます。

一方、まぐろの赤身にはコレステロールの改善に欠かせないタウリンが含まれています。トロも赤身もバランスよく食べて、有効成分を効果的にとりましょう。

豆知識

たいへんな効能をもつDHA、IPAだが、空気にさらされると酸化されてむしろ害になるので、さくで購入して食べる直前に切るのがベスト。赤身に含まれるタウリンは血合いの部分にあるので、しょうがなどで臭みを消して食べる。

有効成分がたっぷり。安価な大衆魚

さば

☆DHA、IPAがたっぷり

ノルウェーのある研究によれば、一日にさばを一切れ程度食べると六週間ほどで血液中の脂質値（コレステロールや中性脂肪の数値）が下がり、血液をサラサラにする効果が顕著にあらわれるという報告があります。

これは、コレステロール値の改善を促すDHA（ドコサヘキサエン酸）やIPA（イコサペンタエン酸）による効果が大きいといえます。

DHAやIPAは、さばをはじめとする青魚全般に含まれる不飽和脂肪酸で、善玉のHDLコレステロールを増やして悪玉のLDLコレステロールを減らす、たいへん強い効果をあらわします。

☆一尾には約一四〇〇mgものDHA

しかも、その含有量は、さば一〇〇g当たりDHAが一・八g、IPAが一・二g。トロ（ほんまぐろ脂身）の二・九g（DHA）、一・三g（IPA）とくらべれば、DHAでは若干劣るものの、IPAではほぼ同じ含有量。このように、DHAやIPAの含有量でトップレベルを誇るトロにもひけをとらない豊富さ、といっても過言ではないでしょう。むしろ、両者の価格差

[コレステロールを下げる成分]
ＤＨＡ、ＩＰＡ、タウリンなど
[そのほかの効能]
高血圧、がん、痴呆症など

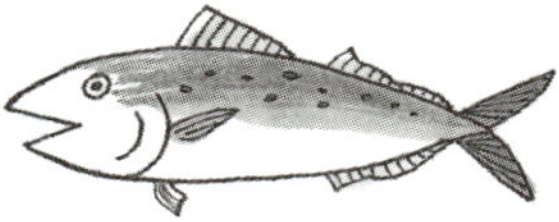

から考えれば、さばのほうがずっとお買得だといえるかもしれません。
　また、さばの血合いにはタウリンが多く含まれています。タウリンは、かきやいかなどに豊富に含まれるアミノ酸で、コレステロール値を低下させるたいへん強い効果を発揮します。血合いは少々クセがあるので、食べずに捨ててしまうという人もいるかもしれませんが、積極的に食べていただきたいものです。

☆サバペプチドに抗酸化作用

　さらに、さばに含まれるたんぱく質を構成する「サバペプチド」には抗酸化作用が認められており、酸化ＬＤＬを抑制する効果も期待できます。
　値段が安くて栄養満点のさばは、コレステロール値の改善のためには、ぜひとも有効利用したい食品といえるでしょう。

豆知識

ＤＨＡ、ＩＰＡは一五〇℃以上の温度で調理すると、体に害を及ぼす過酸化脂質（酸化された脂質）になるのでフライは避けること。酢でしめてしめさばにするか、あるいは味噌煮のような有効成分を食べてしまえる料理が望ましい。

身近で食べやすいＤＨＡ源

さんま

☆いわしと並ぶ、手軽な栄養源

さんまはいわしと並ぶ大衆魚ですが、その魚油にはコレステロール値の低下に役立つＤＨＡやＩＰＡが豊富に含まれています。料理法も多様であることに加えて、安い値段で求められるさんまを、食卓に登場させない手はありません。

魚は海中で、α－リノレン酸を含む植物性プランクトンを食べます。α－リノレン酸は魚の体内でＤＨＡやＩＰＡに変化して蓄積されますが、冷たい海のなかで生活する魚の体内では、ＤＨＡやＩＰＡはマイナス四五℃の環境でも固まることなく保存されます。魚がもたらすＤＨＡやＩＰＡは、まさに海からの恩恵そのものなのです。

☆ＤＨＡはいわしよりも豊富

とくに、ＤＨＡに関しては、さんまはいわしよりも豊富に含まれています。

ＤＨＡには悪玉コレステロールを減らして善玉コレステロールを増やす働きがあるばかりでなく、血小板でつくられるトロンボキサンA_2というホルモンに似た物質を抑制する働きもあります。トロンボキサンA_2は血小板を凝集させる働きがあり、過剰になると不必要な血栓をつくり出してしまいます。

[コレステロールを下げる成分]
ＤＨＡ、ＩＰＡ、ビタミンＥ、タウリン、ナイアシンなど

[そのほかの効能]
動脈硬化、疲労回復、冷え症、痴呆症など

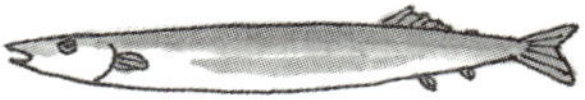

血栓を予防することは、酸化ＬＤＬが引き起こす血管壁でのトラブルを防ぐことでもあり、動脈硬化の予防に結びつくといえます。

☆抗酸化成分のビタミンＥ

ＤＨＡやＩＰＡ以外に、さんまにはビタミンＥも豊富です。ビタミンＥは、活性酸素による酸化から細胞を守って、ＬＤＬの変性を効果的にとどめてくれます。

旬の秋さばは美味なだけでなく、こうした有効成分がもっとも豊富に含まれています。旬以外の時期だと、味わいも効果も半減してしまうといわれますが、冷凍技術の向上によって、年間を通して旬に負けず劣らずの味わいを楽しむことも可能です。焼いて食べるなら、遠火の強い火で焼くように注意して、脂質をできる限り損なわないようにしましょう。

豆知識

ＤＨＡ、ＩＰＡなどの多価不飽和脂肪酸は、体内に入っても酸化されやすいので、抗酸化作用の強いビタミンＣとともにとるとよい。レモンなどの柑橘類を添えたり、ほうれんそうや春菊のおひたしなどをつけ合わせると効果的。

イワシペプチドで血圧降下も期待

いわし

☆マイワシを食べよう

煮干しやしらす干しといった乾物のみならず、オイルサーディン、アンチョビなどの缶詰としてもたいへん身近ないわしですが、もっとも望ましいのは、これらの加工品よりも鮮魚で求めるマイワシです。

というのも、いわしの特筆すべき有効成分であるDHAやIPAは、マイワシに多く含まれるからです。加工品に用いているのはほとんどがカタクチイワシという種類で、マイワシほどの効果は期待できません。そのうえ、加工品は塩分が高めですから、動脈硬化を進行させる一端にもなりえます。ちなみに、メザシはマイワシからつくられますが、塩水処理しているので塩分のとり過ぎに要注意です。

☆トロを抜くIPA含有量

DHAやIPAは、どちらもコレステロール値の低下に高い効果を発揮する多価不飽和脂肪酸ですが、注目すべきはいわしに含まれるIPAの含有量。なんと本まぐろの脂身（トロ）を上回って、青魚のなかではトップです。

IPAは、悪玉コレステロールを排泄する作用に関してはDHAに及びませんが、血栓の防止についてはDHA

［コレステロールを下げる成分］
ＤＨＡ、ＩＰＡ、ビタミンB_2、タウリンなど

［そのほかの効能］
高血圧、動脈硬化、骨粗しょう症、がんなど

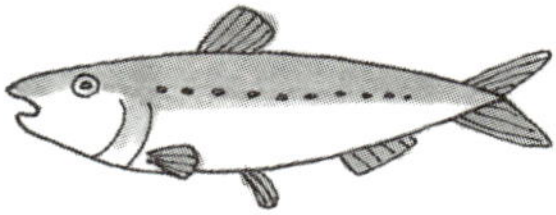

よりも強い効果を発揮します。ＩＰＡは、血小板のなかで血栓をつくらせないようにするトロンボキサンA_3という物質に変わることによって、血栓の生成を強力に抑えます。血栓の生成が抑制されること＝コレステロールの沈着を抑えるということなので、結果としてコレステロール値の上昇を抑えることになります。

☆イワシペプチドには血圧降下作用が

また、いわしに含まれる「イワシペプチド」という酵素には、血圧の上昇を促す物質の働きを抑える効果があります。いわしは「コレステロール値の低下＋血圧の降下」というダブル作用によって、動脈硬化の予防にたいへん有効です。このほかにも、いわしは脂質の代謝を促進するビタミンB_2も豊富ですので、肥満の防止にも役立つといえるでしょう。

豆知識

ＤＨＡやＩＰＡは皮と身のあいだにとくに多く含まれるので、だいこんおろしなどを添えて皮も食べるのがベスト。煮ても焼いても八割は残るが、脂質の酸化を防ぐためには、ガーリックソテーやトマト煮などがおすすめ。

不飽和脂肪酸とタウリンのダブル効果

あじ

☆うま味と脂肪分のハーモニー

「あじのひらき」で、私たちの食卓にたいへんなじみ深いあじは、あっさりでもこってりでもない、ほどよいコクを楽しませてくれる絶妙な舌触りをもっています。これは、うま味成分であるグルタミン酸やイノシン酸に加えて、魚油がたっぷりと含まれていることによるものですが、この魚油にはDHAやIPAといった多価不飽和脂肪酸が豊富に含まれています。

DHAやIPAは、過剰なLDLコレステロール(悪玉)は減らしつつ、HDLコレステロール(善玉)のほうは増やしてくれるという働きがあり、コレステロール値を正常に保つのに欠かせない栄養素です。

☆タウリンは青魚のなかでトップ

あじは、さばやさんま、いわしなどにくらべて口当たりがあっさりしているぶん、DHAやIPAの含有量は少なめです。しかし、余分なコレステロールを排泄する効果の高いタウリンについては、ほかの青魚を抜きん出ています。タウリンはとくに血合いの部分に多く含まれますが、さばやいわしなどとくらべて血合いの部分も比較的淡白。難なく食べられるのもうれしいと

[コレステロールを下げる成分]
ＤＨＡ、ＩＰＡ、タウリンなど
[そのほかの効能]
高血圧、心筋梗塞、脳梗塞、
骨粗しょう症など

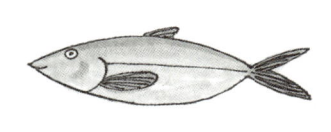

ころです。

ちなみに、あじは生よりも干物のほうが栄養価が高くなります。干物をコンロで焼くときは、「遠火の強火」にするために（できれば）焼き網を二枚重ねにして、皮がくっつかないよう網に油を塗って焼くとよいでしょう。

☆自分でおろしてたたきに

あじは大きさで分類すると、小あじ、中あじ、大あじに分けられますが、美味といわれるのはおもに小あじと中あじです。とくに、小あじは身の質や手ごろな大きさゆえに、おろすのも比較的簡単ですから、刺身やたたきでいただいてもよいでしょう。おろされた状態の刺身やたたきを購入するより、自分でおろしたほうが脂質の酸化が少なくて済みます。

豆知識

あじなどの青魚をおろすときは、真水だと色が白くなるので塩水を使う。また、身を引き締めるために氷水を使うとよい。あじは、大きさの大小でなく、背の部分の太り方で脂肪分の量がわかる。脂肪分が多いものを選ぶには、背中がふっくらしているのをチョイスすること。

最強の抗酸化力を誇るアスタキサンチン

さけ

☆赤い色素に隠された最強パワー

コレステロールによる動脈硬化などの病気を予防するには、コレステロールの酸化を防ぐ抗酸化物質を食品から摂取することがたいへん重要です。強力な効果をもたらす抗酸化物質には、ビタミンC、Eのほか、カロテンやリコピンといった野菜に含まれる色素成分がありますが、さけに含まれるアスタキサンチンという赤色色素には、これらをはるかにしのぐ抗酸化力があり、そのパワーはビタミンEの五〇〇～一〇〇〇倍ともいわれています。

アスタキサンチンは、さけのほかにかにやえび、いくらにも含まれますが、もっとも効率よくとれるのがさけ。とくに、スモークサーモンなどに加工されるベニザケにはたっぷりと含まれています。

☆遡上を支えるアスタキサンチン

さけがアスタキサンチンに富んでいるのは、大量のアスタキサンチンをつくり出すヘマトコッカスという藻類をたくさん食べているからです。さけは生まれた川から海へ旅し、産卵のためにふたたび遡上するという習性をもっていますが、この間は、紫外線にさらされて活性酸素による被害を受けやす

［コレステロールを下げる成分］
アスタキサンチン、ＤＨＡ、ＩＰＡ、ビタミンＢ群など

［そのほかの効能］
動脈硬化、脳卒中、骨粗しょう症、がんなど

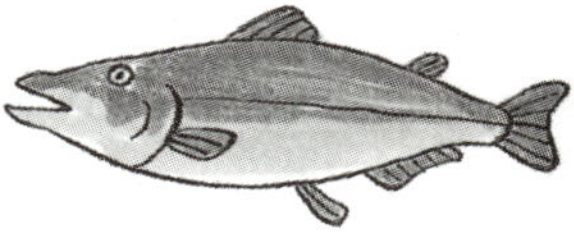

い状態になります。これに対抗する手段として備えたのが、ヘマトコッカス由来のアスタキサンチンを体内に蓄えるという方法ではないかと考えられています。アスタキサンチンには、さけの過酷な長旅をも支えるパワーがあるというわけです。

☆なるべく早く、油とともに調理を

　さらに頼もしいことに、アスタキサンチンは加熱にたいへん強く、焼いても煮ても大部分を摂取することができます。ただし、空気に触れると時間とともに壊れるので、できるだけ新鮮なものを食べましょう。アスタキサンチンは脂溶性なので、炒め物やマリネなどで食べるのがおすすめです。

　ちなみに、さけにはDHAやIPAも含まれますが、アスタキサンチンの抗酸化力があるために、これらの有効成分が酸化されずに摂取できます。

豆知識

さけを焼き網で焼くときは、網をよく熱してから焼くとくっつきにくくなる。また、何度も返して焼くと表面が酸化されてアスタキサンチンが損なわれやすくなるうえ、脂肪分が失われておいしくなくなるので要注意。

独特のぬめりに絶大な効果

こんぶ・わかめ

☆海藻の表面を守るぬめり成分

こんぶやわかめなどの海藻類には、コレステロール値の改善に役立つさまざまな成分が含まれています。なかでも、とりわけ大きな効果を発揮するのが、海藻多糖類と呼ばれる水溶性食物繊維のアルギン酸とフコイダンです。

これらの成分は、海藻類特有のぬめりを生み出している物質で、炎天下にさらされても簡単に干からびないよう、海藻の表面をガードする役割を果たしています。いずれもコレステロール値を低下させる作用がありますが、その働き方は異なります。

☆胆汁酸を排泄するアルギン酸

たとえばアルギン酸は、果物に含まれるペクチンや、やまいも、さといものぬめり成分であるムチンと同じく、コレステロールを吸着して体外に排泄する働きをもっています。また、コレステロールを材料につくられる胆汁酸（脂質の消化吸収を助ける消化液）を積極的に排泄するため、体内での胆汁酸の生成を促してコレステロールの消費を増やす働きもします。

これに対し、フコイダンはコレステロールを運搬するリポたんぱくの分解を促進することによって、悪玉コレス

[コレステロールを下げる成分]
アルギン酸、フコイダン、フコステロールなど

[そのほかの効能]
高血圧、動脈硬化、便秘など

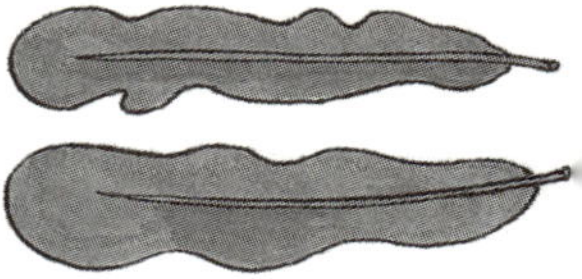

テロールを減らす働きをするほか、血液を固まらせる酵素の働きを妨げることによって血栓を防止、コレステロールの沈着を予防します。

フコイダンはアルギン酸よりもあとになって発見された物質ですが、がんの予防に多大な効果を発揮するということで、近年たいへんな注目を浴びています。

☆このほかにも有効成分が満載

これ以外の有効成分としては、海藻類特有のフコステロール（植物ステロール）、フコキサンチン（カロテン）、フロロタンニン（ポリフェノール）などがあります。それにβカロテンやタウリン、ＩＰＡなどコレステロール値低下に欠かせない物質も含まれています。有効成分がいくつも詰まっている海藻類は、一日に一種類、必ずとるようにしたいものです。

豆知識

わかめやこんぶ以外に、もずくやめかぶにも同様の効果がある。めかぶはわかめの根元の部分に当たり、アルギン酸がたっぷり。また、刺身盛り合わせなどに添えられている「色物海藻」にも効能があるので、残さず食べるとよい。

必要不可欠のタウリンがたっぷり！

かき

☆効果抜群のタウリンがたっぷり

ひと昔前の常識では、かきをはじめとするあさり、しじみなどの貝類にはコレステロールがたくさん含まれているため、コレステロール値の高い人は避けるべき食品だと考えられていました。しかし、近年になって正確なコレステロール値を測定できるようになって以来、かきはむしろコレステロール値改善のために積極的にとるべき食品だとされるようになりました。

というのも、かきにはコレステロール値の低下に大いに役立つ、タウリンというアミノ酸がたっぷりと含まれていることがわかったからです。

☆タウリンの多様な働き

まず、タウリンには胆汁酸の分泌を促す働きがあります。胆汁酸は脂肪の消化吸収を助ける消化液ですが、その原料はコレステロールです。つまり、タウリンを摂取して胆汁酸の分泌を活発にすれば、余分なコレステロールが胆汁酸生成に使われてどんどん消費されることになります。

しかも、脂肪の消化吸収という役目を終えた胆汁酸は、再利用されるものと排泄されるものとに分かれるのですが、タウリンは排泄量のほうを増やす

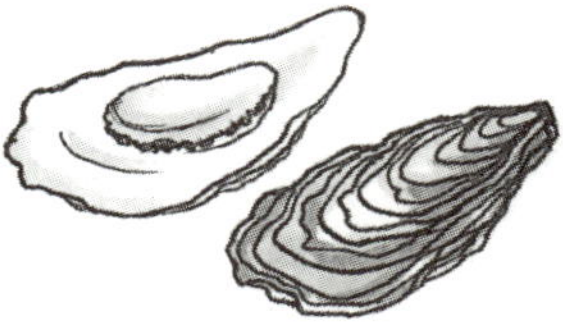

[コレステロールを下げる成分]
タウリン、ビタミンB_2、葉酸など

[そのほかの効能]
高血圧、貧血など

効果も発揮します。このため、よりいっそうコレステロール消費の機会を増やし、血液中のコレステロール値を下げてくれるというわけです。

☆交感神経の抑制作用も

また、タウリンには交感神経の緊張に伴って分泌される、カテコールアミンというホルモンの働きを阻害する作用があります。

カテコールアミンはストレスを受けたときなどに多く分泌し、血圧や脈拍を上昇させて高血圧を引き起こしますが、そればかりでなくコレステロールが血管に付着するのを促す働きもしてしまいます。

タウリンは交感神経の緊張を抑えることによって、カテコールアミンによる悪い作用をとどめ、結果的にコレステロール値の上昇を抑えるよう働いてくれるのです。

豆知識

かきはざるに入れて、たっぷり塩を入れた水のなかでふり洗いしてから調理を。生そのものには及ばないが、オイスターソースにもタウリンが含まれるうえ、加工の段階でできるメラノイジンにも、コレステロールを排泄する効果あり。

かきと並ぶタウリンの宝庫

いか

☆かきに次ぐタウリン含有量

いかは低カロリー、低脂肪、高たんぱくと、ダイエットにうってつけの条件を見事に備えています。そのため、高血圧や糖尿病の食事療法に必ず登場する食品のひとつになっていますが、コレステロール値の改善にも大きな期待がもてます。

その理由のひとつが、豊富に含まれるタウリンの働きです。タウリンはたんぱく質をつくらない遊離アミノ酸の一種で、体内のさまざまな部分に分布し影響を及ぼしますが、肝臓でのタウリンは、コレステロールから胆汁酸がつくられるための酵素の働きを活発にします。これによってコレステロールはどんどん消費されて胆汁酸となり、結果的にコレステロールを下げる効果を発揮することになるのです。

☆「ステロール」にも効果

また、いかには甲殻類全般に見られる「ステロール」が豊富に含まれていることもわかっています。一〇〇g中のコレステロールが約三〇〇mgと、全食品中でもかなりの数値を示すにも関わらず、いかがコレステロール改善食品としてすすめられるのは、タウリンやステロールの強い低下作用によると

[コレステロールを下げる成分]
タウリン、ステロール、
ビタミンEなど

[そのほかの効能]
心臓病、糖尿病など

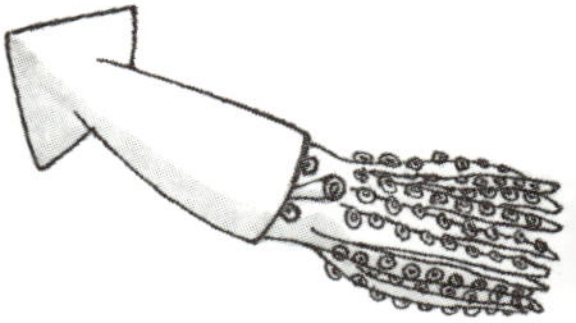

ころが大きいといえるでしょう。

いかはその食感から「消化が悪そう」と思われがちですが、じつはとても消化のよい食品です。やわらかい歯ごたえとともに有効成分を効率よくとるなら、刺身や酢の物など、生食でいただくのがベスト。

タウリンもステロールも加熱によって溶け出してしまうので、加熱するならさっと火を通す程度でとどめないと効果が薄れてしまううえに、身が硬くなって味わいも悪くなります。

☆抗酸化成分も含まれて効果アップ

こうした成分のほか、代表的な抗酸化ビタミンのひとつであるビタミンEや、中性脂肪を減らすナイアシン、脂質の代謝を促すパントテン酸なども含まれており、コレステロール値の低下にたいへん効果的です。

豆知識

タウリンは、コレステロールを排泄する作用の強い（水溶性）食物繊維とともにとるのが理想的。いかと納豆を合わせた「いか納豆」や海藻類を組み合わせた酢の物やサラダは、コレステロール撃退の最強メニューといえる。

有効成分のタウリンを効率よくとれる

たこ

☆かき、いかに次いでタウリンが豊富

たこは、かきやいか（甲イカ）などにくらべて含有量は劣るものの、コレステロール値の低下に役立つタウリンを豊富に含んでいます。

タウリンは遊離アミノ酸の一種で、肝臓のなかのコレステロールを分解して胆汁酸の合成へと促す作用があります。胆汁酸は小腸で再吸収されて肝臓へ戻るものもありますが、体外に排泄されるものもあります。この胆汁酸の排泄は、じつはコレステロールを体内から追い出すための唯一の機会。〈コレステロール→胆汁酸〉の合成を積極的に後押ししてくれるタウリンは、コレステロール値を下げるのにたいへん強い味方だというわけです。

☆ゆでても損なわれにくいタウリン

このようにたいへん効果的なタウリンですが、水に溶けやすく、調理の段階で損なわれやすいという難点があります。ところが、たこに含まれるタウリンはゆでたり煮たりしても損なわれにくい性質があり、比較的効率よく摂取できるといわれています。

またタウリン以外にも、脂質の酸化を防いだり、酸化されてしまった脂質を分解する作用のあるビタミンB_2、活

[コレステロールを下げる成分]
タウリン、ビタミンB_2、E、ナイアシンなど

[そのほかの効能]
高血圧、心臓病、美肌など

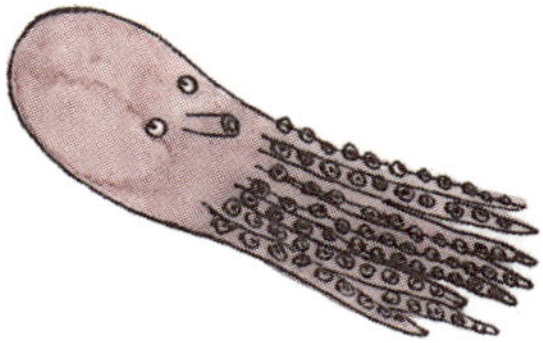

性酸素の酸化から細胞を守るビタミンE、脂質の代謝を助けるナイアシンなども含まれています。いずれもコレステロール値の上昇を抑えるのに役立つ成分です。

☆刺身、酢の物などがベスト

タウリンをはじめとする有効成分をもっとも効果的にとるならば、刺身や酢の物などで食べるのがベストです。しかし、たこはあまり消化がよくないので、胃腸の調子がよくない場合はやわらかく煮込んで食べたほうがよいでしょう。

現在出回っているたこの大半は西アフリカなどからの輸入もので、凍結された状態で仕入れされ、下処理されてからゆでたものが店頭に並びます。国内では明石のまだこや香川のいいだこが有名です。

豆知識

生のたこの場合、どんな食べ方をするにしても一定の処理が必要。まずたっぷりの塩でもんでぬめりをとり、水洗いした後だいこんおろしを加えて弱火でじっくり二〇分ほどゆでる。ゆで過ぎると硬くなって味が落ちるので要注意。

エリタデニンやナイアシンに効果

しいたけ

☆しいたけ特有のエリタデニン

しいたけには、しいたけ特有のエリタデニンという有効成分が含まれています。エリタデニンは、血液中の悪玉コレステロール（LDL）を減らして、善玉コレステロール（HDL）を増やす強力な効果があり、総コレステロール値を下げるのにたいへん有効です。しかも油、水どちらにもよく溶けるうえに加熱に強いので、どんな料理でも効率よく摂取することが可能です。

しいたけは、コレステロール値を改善するために、毎日でも取り入れたい食品といえるでしょう。

☆ナイアシンがVLDLの合成を抑制

また、しいたけに豊富に含まれるナイアシンも大きな効果をもたらします。ナイアシンはビタミンの一種で、血液中の中性脂肪を減らすとともに、VLDLというリポたんぱくの合成を抑える働きがあります。

VLDLは脂質とたんぱく質が結び付いた物質で、VLDLが多くなると善玉のHDLが減少して悪玉のLDLが増加することになります。ナイアシンによってVLDLが少なくなれば、HDLが増えてLDLが減ることになるというわけです。

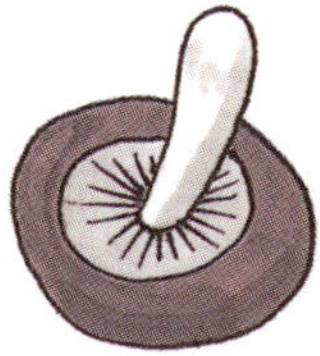

［コレステロールを下げる成分］
エリタデニン、ナイアシン、食物繊維など

［そのほかの効能］
骨粗しょう症、がん、便秘など

ちなみに、ナイアシンはＬｐ（ａ）と呼ばれる、新たに発見されたリポたんぱくの量を減らす作用もあります。Ｌｐ（ａ）はコレステロールを血管壁に付着させたり、血栓をつくる働きを促す悪者です。コレステロール値のコントロールには、Ｌｐ（ａ）を取り除くこともたいへん重要です。

☆食物繊維がコレステロールを排泄

しいたけには免疫力を高めるβ－グルカンも豊富です。β－グルカンは不溶性食物繊維で、コレステロール値の低下という点では直接的な効果はありません。が、便通をよくしたり善玉菌を増やすので、不要物を排泄する働きを促進して、間接的にコレステロール値の低下を促します。また、しいたけには微量ではあるものの、コレステロールを積極的に排泄する水溶性食物繊維やフィトステリンも含まれます。

豆知識

干ししいたけならば、生しいたけを上回る効果が期待できる。有効成分のエリタデニンは水溶性なので、戻し汁は捨てずに使う。砂糖をひとつまみ加えて戻すと、比較的短時間で、しかもうま味を逃さず戻すことができる。

種類を変えて、毎日食べよう

きのこ類

☆しめじには血栓予防効果が

きのこ類全般には、β－グルカンやナイアシン、食物繊維などの有効成分が含まれており、その効能は前項のしいたけに準じたものです。が、それ以外にもきのこ類にはそのきのこ独自の有効成分が含まれています。種類を変えて、毎日でも食事に取り入れていただきたいものです。

たとえば、しめじには血栓を防止する強い効果があります。22ページで説明したように、血栓を予防することは血管内の血流をスムーズにすることにつながり、動脈硬化の予防になります。

☆まいたけ特有のXフラクション

また、まいたけにはβ－グルカンの一種であるDフラクション、Xフラクションといったまいたけ特有の成分が含まれています。

とくにXフラクションは悪玉コレステロールを生成する酵素の働きを阻害したり、コレステロールを積極的に排泄する働きが認められており、血液中のコレステロール値を下げるのにたいへん効果的です。

まいたけは料理の過程で色落ちし、料理の色合いを黒っぽくしてしまうので、あらかじめ火を通してからほかの

［コレステロールを下げる成分］
（共通）エリタデニン、ナイアシン、食物繊維、β-グルカンなど
［そのほかの効能］
骨粗しょう症、がん、便秘など

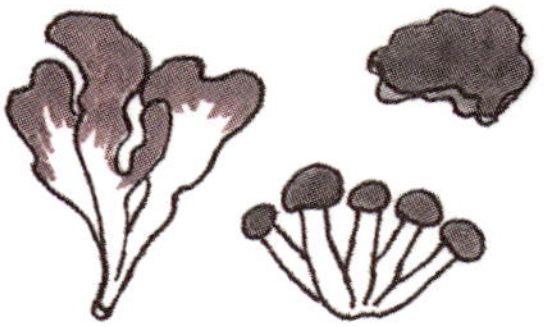

食材とあわせるようにしましょう。

☆「酸性多糖」に絶大な効果

一方、中華料理などで使われるきくらげには、水溶性食物繊維と同じ働きをもつ酸性多糖が含まれています。

酸性多糖はＨＤＬ（善玉）コレステロールを減らさずにコレステロール値の上昇を防ぐ、たいへんすぐれた働きをします。しかも、きくらげの七割は不溶性食物繊維なので、便通を促して余分なコレステロールを排泄するのを強力にサポートしてくれます。

このほか、なめこ特有のヌルヌル成分（ムチン）や水溶性食物繊維のペクチンもコレステロール値の改善に有効ですし、エリンギにもコレステロールの沈着を抑える効果があることが明らかにされています。

安価で調理の幅も広いきのこは、食事療法の強い味方といえるでしょう。

豆知識

きのこの有効成分は水や油に溶け出すので、薄味にして汁ごと食べたほうがよい。ただし、煮過ぎたり炒め過ぎたりすると水分が出過ぎて味わいが悪くなるので、短時間でさっと加熱するのがよい。

独特な苦味や香りにも効果あり

グレープフルーツ

☆食物繊維のペクチンが豊富

　血液中の余分なコレステロールを排泄するには、水溶性食物繊維がとても効果的です。水溶性食物繊維は消化吸収されずに腸に送られる成分ですが、水を含んで膨張すると、コレステロールや胆汁酸などを吸着するという性質をもっています。そのため、小腸内で胆汁酸や余分なコレステロールを吸着して、体外に排泄する働きをしてくれるのです。

　グレープフルーツには、この水溶性食物繊維のひとつであるペクチンが豊富に含まれています。ペクチンは果物全般に含まれていますが、グレープフルーツをはじめとする柑橘類にはとくに多く含まれ、「シトラス・ペクチン」と呼ばれて、コレステロール値の改善に高い効果を発揮することが認められています。

☆ペクチンをとるなら袋ごと

　ペクチンは、グレープフルーツの皮の下の白い部分や、袋に付着している白い筋などに多く含まれています。ですから、果肉だけすくい出して食べるのではなく、皮をむいて袋も食べるようにします。

　ちなみに、グレープフルーツ特有の

[コレステロールを下げる成分]
ペクチン、ナリンギン、
イノシトールなど

[そのほかの効能]
かぜ、疲労回復、糖尿病など

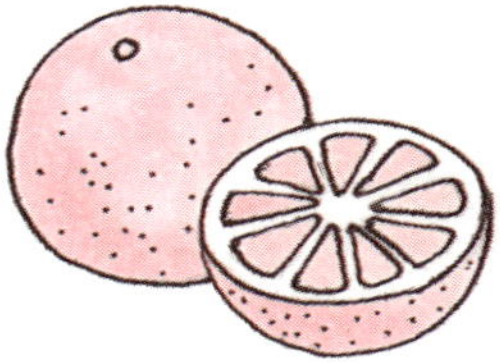

苦味成分はナリンギンという物質で、抗酸化作用をもつフラボノイドの一種です。ナリンギンには、動物実験によって、血液中のコレステロール濃度を下げる効果があることが認められています。

また、「抗脂肪肝ビタミン」とも称されるイノシトールも豊富で、肝臓で脂肪やコレステロールの代謝を促して、悪玉コレステロールを減らします。

☆重要なビタミンC源

グレープフルーツにはビタミンCも豊富に含まれています。ビタミンCはEと並ぶ重要な抗酸化ビタミンで、酸化LDLを減らすために欠かせない栄養素です。中玉一個でビタミンCの一日分の所要量を満たせて、しかも糖質が少なく肥満予防にも効果的です。サラダや食後のデザートとして、積極的に食べたいものです。

豆知識

ピンク、ルビー種の赤い果肉には、抗酸化物質であるβ–カロテンやリコピンが豊富でたいへんおすすめ。皮に含まれる香り成分リモネンは、交感神経を刺激して中性脂肪を燃やすので、ダイエットにも役立つ。

「アップルペクチン」に抜群の効果

りんご

☆りんごのペクチンは効果大

りんごには、ペクチンと呼ばれる水溶性食物繊維がたくさん含まれています。ペクチンは中性脂肪を減らしたり、悪玉コレステロールを減らして善玉コレステロールを増やす働きがあり、脂質異常症の予防にたいへん有効です。

しかも、りんごに含まれるペクチン＝「アップルペクチン」は、柑橘類に含まれるシトラスペクチンの二倍にも及ぶ、腸内環境改善作用があることがわかっています。ペクチンにはコレステロールの吸着以外に、腸内の悪玉菌を抑えて善玉菌を活発にし、結果的に肝機能を向上させる効果があります。肝機能を向上させることは、脂質の代謝を促すことになりますので、ひいてはコレステロール値を正常に保つことにつながります。

糖質が多いため過食は禁物ですが、適量をしっかりととって、効果的に食べたい食品のひとつです。

☆ペクチンを効果的にとるには

ペクチンは皮に近い部分に多く含まれています。理想的には無農薬のものを皮ごと食べるのがベストですが、そうでない場合は流水でしっかりと表面を洗い流し、薄めに皮をむくようにし

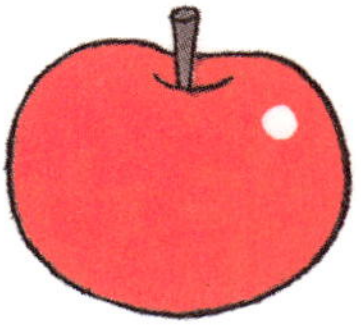

［コレステロールを下げる成分］
ペクチン、アントシアニン、フラボノイドなど

［そのほかの効能］
下痢、便秘、疲労回復、高血圧など

ます。ちなみに、完熟よりもやや未熟なほうがペクチンが豊富で、品種では紅玉に多く含まれます。

また、りんごは食事とともにとったほうがコレステロール値の低下を促すので、間食で食べるのでなく、メインの料理で使うかもしくはデザートとして食後に食べるのがおすすめです。

☆皮にも果肉にもポリフェノール

このほか、りんごの皮の部分には、眼病予防に役立つことで話題になったアントシアニンが、果肉にはケルセチンやフラボノイドが含まれています。いずれも抗酸化物質であるポリフェノールの一種で、コレステロールの酸化を防止する働きあります。

また、りんごにはカリウムも多く含まれているので、高血圧を予防し、動脈硬化の改善にも役立ちます。

豆知識

りんごは冷蔵庫の野菜室で保存するが、エチレンガスを発生してほかの野菜の成熟を促して傷めてしまうので、必ずポリ袋などに入れてしっかり閉めておくとよい。新聞紙を入れておくと、炭酸ガスや水分を吸収してくれるので保存性が高まる。

ビタミンCたっぷりの抗酸化フルーツ

キウイフルーツ

☆抗酸化ビタミンのCとE

キウイフルーツといえば、なんといってもビタミンC。その含有量は、一個で一日の所要量のほとんどを満たすことができるほどですから、身近な果物のなかではトップともいえるでしょう。ビタミンCは活性酸素を除去してLDLが酸化されるのを予防したり、善玉コレステロールをつくる働きもします。

しかも、ビタミンCのみならず、同じく抗酸化作用をもつビタミンEにも富んでいます。ビタミンCはビタミンEの効果を高める働きがあるため、両者を組み合わせれば抗酸化力がアップし、コレステロール値の低下にはたいへん効果的。CとEを備えたキウイフルーツは理想的な抗酸化食品といえるでしょう。

☆免疫細胞を活性化させる

また、キウイフルーツにはポリフェノールの一種であるタンニンが含まれており、ビタミンCやEとともにLDLの酸化を食い止めるだけでなく、白血球の一種であるマクロファージを活性化させる働きがあります。

マクロファージは、過酸化脂質（酸化された脂質）をはじめとする異常細

[コレステロールを下げる成分]
ビタミンC、E、タンニン、ペクチンなど

[そのほかの効能]
かぜ、美肌、便秘、疲労回復、高血圧など

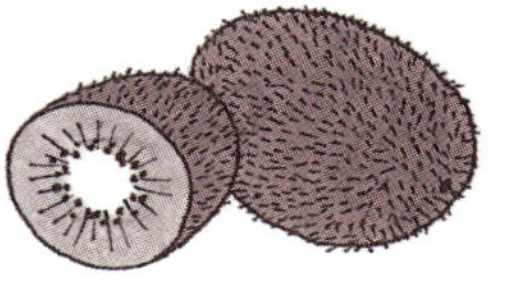

胞や異物を取り込んで排除する、重要な役割を果たす免疫細胞です。が、異物を取り込み過ぎてしまうとパンクして泡沫細胞となり、血管に付着して動脈硬化を引き起こします。マクロファージが活性化されると、パンクして泡沫化するのを防ぐことができます。

☆食物繊維のペクチンも豊富

このほか、キウイフルーツにはコレステロールの排泄に有効な水溶性食物繊維のペクチンも豊富です。ペクチンは、腸内環境を整えることによって便通をよくし、不要物の排泄を促す働きがあります。また、腸内をきれいにすることは、肝臓で行われる解毒作用の負担を軽くすることになり、肝臓の機能を高めることにつながります。肝臓の機能が高まれば、コレステロールの調節が良好になり、脂質値の上昇を防ぐことになります。

豆知識

果肉が黄色いゴールドキウイは、通常のグリーンキウイにくらべてビタミンCが豊富。また、キウイに含まれるたんぱく質分解酵素のアクチジニンは、肉の組織を壊す作用があるので、肉料理の食感をやわらかくするのに役立つ。

豊富なカルシウムに意外な効果

牛乳

☆LDLを減らしてHDLを増やす

牛乳といえば、「コレステロール値が上がる食品」という風評がつきまといがちですが、実際に含まれるコレステロールは一〇〇g中一二㎎程度。飽和脂肪酸が多く含まれるというデメリットはあるものの、何リットルも飲んだりしない限り、コレステロール値の上昇を招くようなことはありません。

むしろ、牛乳を摂取すれば、短期間では悪玉コレステロールを減らして善玉コレステロールを増やすことが、さまざまな実験によって明らかにされています。牛乳はコレステロール値の改善にぜひとも取り入れたい食品です。

☆カルシウム不足が動脈硬化を促す

また一説によれば、牛乳にたっぷりと含まれるカルシウムにも、コレステロールに関連して動脈硬化を予防する働きがあるといわれています。

たとえば血液中のカルシウムが不足すると、それを補うために骨からカルシウムが溶け出しますが、この溶け出したカルシウムはコレステロールと結合しやすく、血管壁にコレステロールを引き込む原因になるというのです。

メカニズムの詳細はまだ解明されていませんが、カルシウムを豊富に摂取

［コレステロールを下げる成分］
カルシウム、ビタミンB_2など
［そのほかの効能］
骨粗しょう症、不眠など

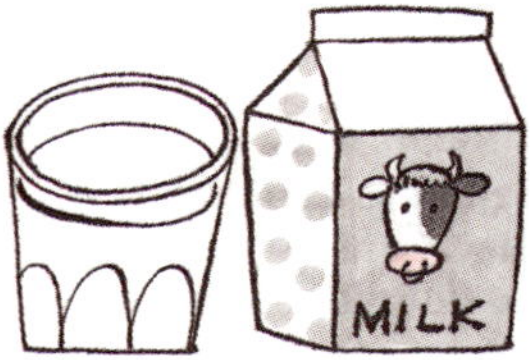

していれば、このような「悪いカルシウム」を生み出すこともなく、コレステロールが血管に沈着するのを防ぐことができるというわけです。

☆牛乳のかわりにヨーグルトでも○

牛乳を飲むとお腹の調子が悪くなったり下痢をしてしまうという場合は、牛乳のかわりにヨーグルトをとるとよいでしょう。ヨーグルトは牛乳を乳酸菌で発酵させてつくられるので、乳糖が分解されて消化しやすくなっており、お腹をこわすことなくカルシウムなどの有効成分を摂取できます。しかも、乳酸菌は腸内で胆汁酸を吸着して体外に排泄する働きがあるため、コレステロール値の上昇を抑える役目も果たします。

豆知識

牛乳はカフェオレやミルクティーにしてもよいし、クラムチャウダーやヴィシソワーズ、煮込み料理など用途が広い。薬局で売られている乳酸やクエン酸を入れると、カルピスのようなさわやかな風味に。全国の牧場でつくられている牛乳をインターネットなどで取り寄せて、味くらべをしてみるのも楽しい。

毎食後にとりたいカテキンの力

緑茶

［コレステロールを下げる成分］
エピガロカテキンガレード、ビタミンC、Eなど

［そのほかの効能］
高血圧、糖尿病、食中毒など

☆エピガロカテキンガレードの効果

緑茶はコレステロール値の低下にたいへん有効な食品ですが、これは緑茶に含まれるカテキンの働きによるもの。カテキンはお茶の渋み成分であるタンニンの一種で大きく四種類に分けられますが、もっとも注目されているのは、その半分以上を占めているエピガロカテキンガレードです。

このエピガロカテキンガレードは、食品からのコレステロールの吸収を抑えると同時に、余分なコレステロールの排泄を促す作用があります。そのうえ、ＬＤＬを減らしてＨＤＬを増やす働きが強いことも認められています。

☆抗酸化作用がとても強い

また、エピガロカテキンガレードには、悪玉のＬＤＬコレステロールの酸化を抑える、たいへん強い抗酸化作用があります。しかも、エピガロカテキンガレードだけでなく、緑茶には代表的な抗酸化成分であるビタミンＣ、Ｅ、それにカロテンなども豊富に含まれています。

これらの有効成分は、茶葉からの抽出液よりも茶葉そのものに多く含まれます。茶葉を食べられる抹茶は、煎茶や番茶よりも効果的だといえます。

第四章

コレステロールを下げるおいしいレシピ

※エネルギー・総コレステロール・食塩量は１人当たりの数値

いわしのハーブパン粉焼き

270kcal　総コレステロール94mg　食塩1.4g

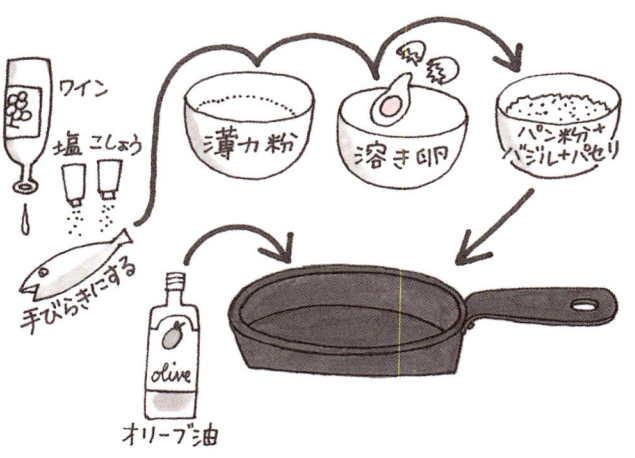

【材料／2人分】

まいわし………160g	バジル（乾燥）、パセリ…………少々	オリーブ油………適量
白ワイン…………少々	薄力粉…………10g	レモン……………適量
塩・こしょう……少々	卵…………………20g	ウスターソース…………20g
パン粉……………20g		

【つくり方】

① いわしを手びらきにし、中骨を取り、ワイン、塩・こしょうをふりかけておく。

② パン粉にバジルと、みじん切りにしたパセリを混ぜておく。

③ ①に薄力粉、溶き卵、パン粉をつけ、オリーブ油で焼く。

④ レモン汁とウスターソースをかけて食べる。

さばとごぼうの
みそ煮

179kcal　総コレステロール41mg　食塩2.0g

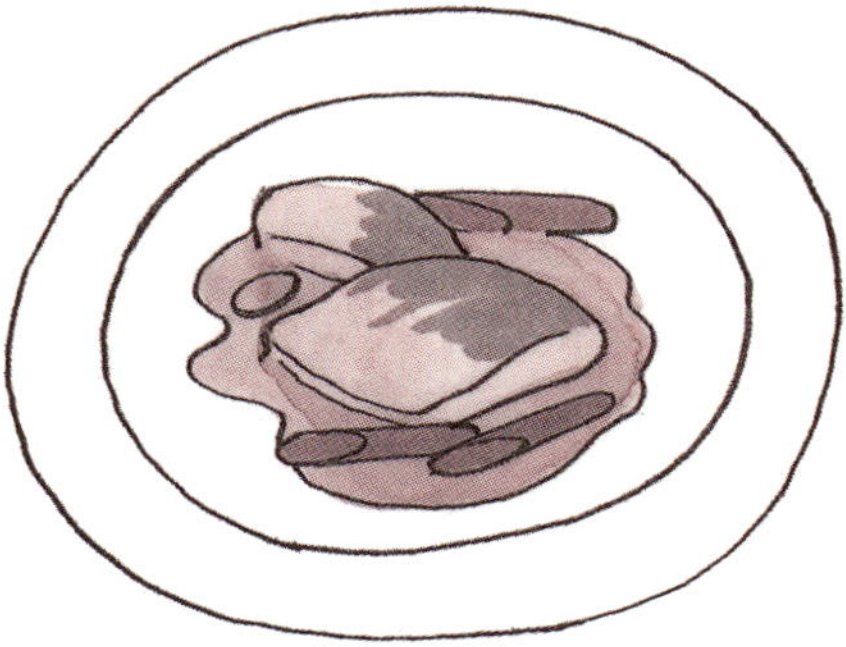

【材料／2人分】

さば……………120g	酒……………………8g	みりん………………4g
だし汁…………200g	しょうゆ…………4g	みそ…………………24g
しょうが…………8g	ごぼう……………60g	

【つくり方】

① 鍋にだし汁、薄くスライスしたしょうが、酒4g、しょうゆを入れて沸騰させ、さばを煮る。

② ごぼうは食べやすい大きさに切って、さっと下ゆでする。

③ ①に②の下ゆでしたごぼうを入れて、いっしょに煮込む。

④ みりん、みそ、酒（残りの）4gを合わせて③に入れ、ひと煮立ちしたら火を止める。

まぐろの中華炒め

160kcal　総コレステロール26mg　食塩2.1g

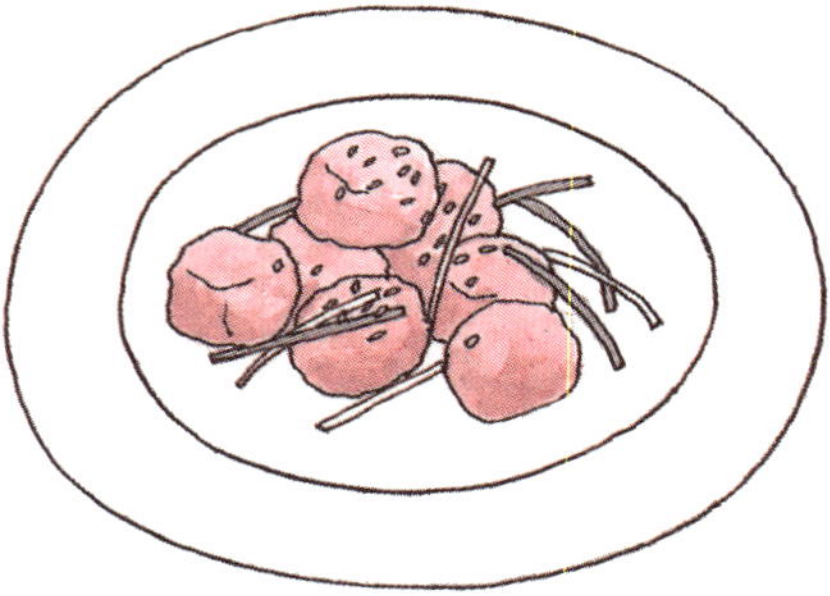

【材料／2人分】

めばちまぐろ…120g
[a] にんにく……10g
　しょうが……10g
　酒………………8g
　しょうゆ………5g
片栗粉………………8g
サラダ油…………適量

[b] 酒………………8g
　しょうゆ………5g
　オイスターソース
　……………………4g
　みそ…………16g
　豆板醤…………4g

赤ピーマン、
青ピーマン、長ねぎ
……………各40g
塩・こしょう……少々
ごま…………………2g
ごま油………………2g

【つくり方】

① まぐろをひと口大に切って、おろしたにんにく、しょうがの絞り汁、酒、しょうゆを合わせた[a]に5分ほど漬け込む。

② ①のまぐろに片栗粉をまぶして、油で炒める。

③ ②に[b]を加えて混ぜ合わせる。

④ ③にせん切りにしたピーマンと長ねぎを入れてさらに炒め、塩・こしょうで味を調える。

⑤ 最後にごまとごま油で風味を添える。

いわしの緑茶煮

196kcal　総コレステロール55mg　食塩1.0g

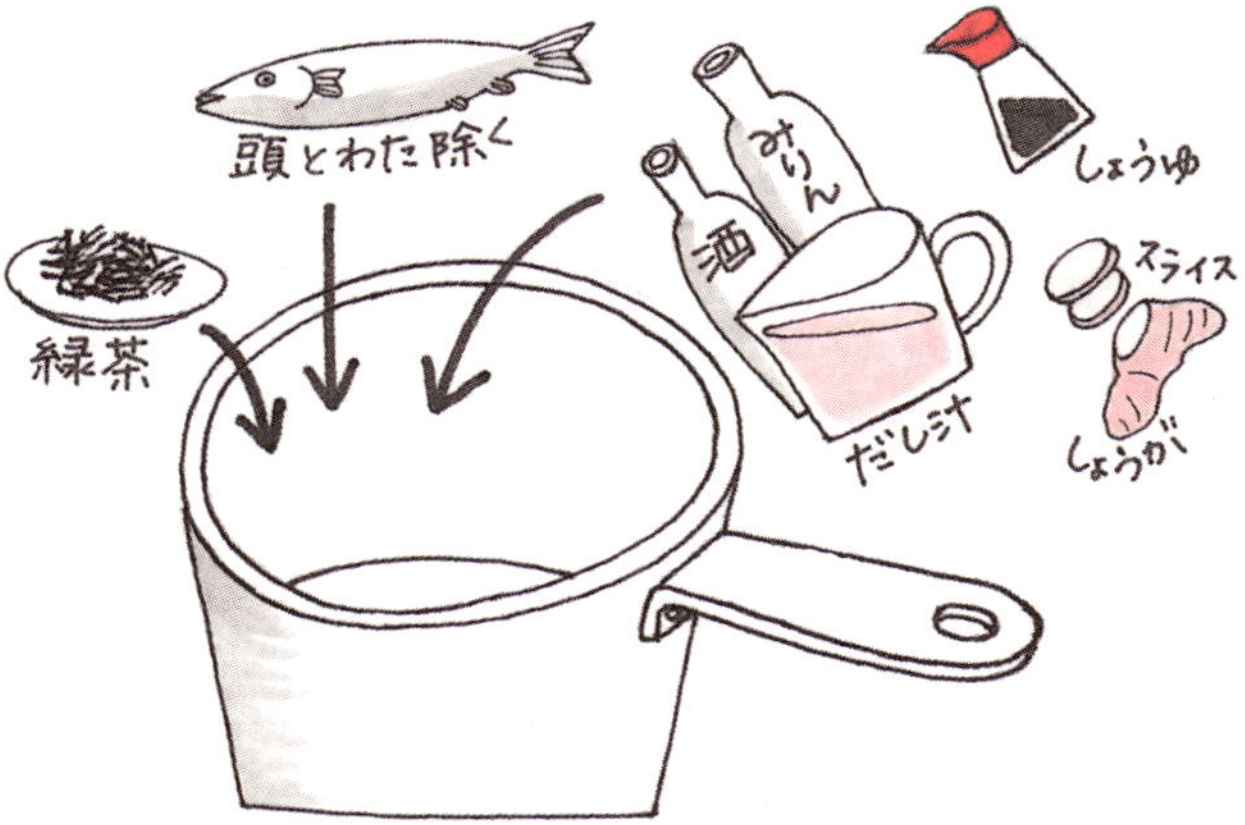

【材料／2人分】

いわし……………**160g**
しょうが……………**2g**

[a] だし汁………**200g**
酒…………………**2g**
みりん……………**2g**
しょうゆ………**10g**

緑茶…………………………**6g**

【つくり方】

① いわしは頭とわたを除いてよく洗い、水気をきる。

② スライスしたしょうがと[a]を鍋に入れて火にかけ、いわしを入れて緑茶をふりかける。落としぶたをして10分くらい煮る。

③ 煮上がったいわしを、緑茶ごといただく。

いわしの トマトソース煮

227kcal　総コレステロール52㎎　食塩1.2g

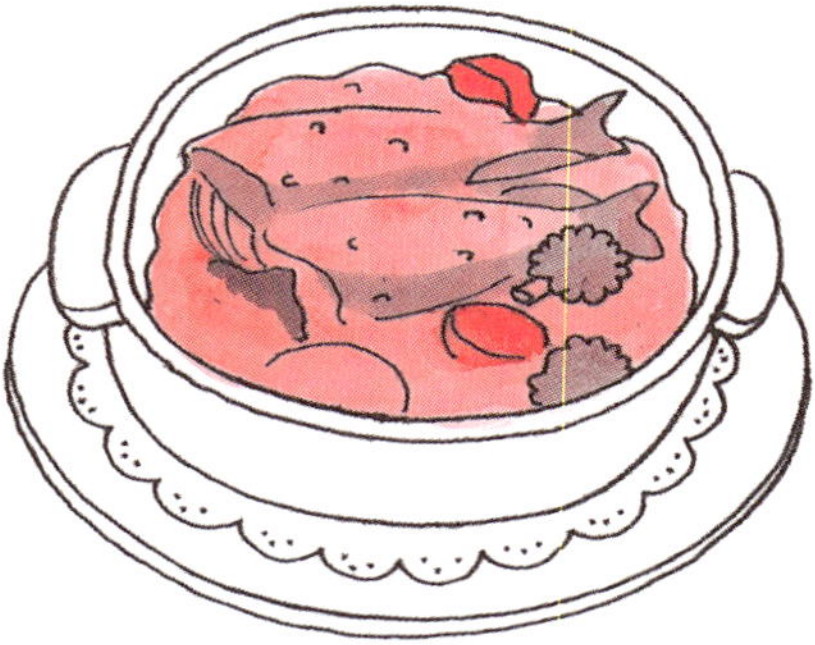

【材料／2人分】

いわし…………160g	トマト……………60g	バジル（乾燥）……少々
エリンギ…………30g	オリーブ油………適量	白ワイン …………少々
ブロッコリー……40g	にんにく……………2g	固形コンソメ………2g
たまねぎ…………20g	ホールトマト（缶詰）…………………40g	塩・こしょう……少々
にんじん…………20g		

【つくり方】

① いわしは頭とわたを除いてよく洗い、水気をきる。

② エリンギと野菜は食べやすい大きさに切る。

③ フライパンにオリーブ油を熱してスライスしたにんにくを炒め、香りが出てきたらトマト以外の②を加えて炒める。

④ まんべんなく油が回ったら、トマトとホールトマト（汁ごと）、バジル、ワイン、コンソメを加えて中火で5分ほど煮込む。

⑤ ④にいわしを入れて、火が通るまで煮込む。

⑥ 最後に塩・こしょうで味を調える。

さんまの山椒煮

217kcal　総コレステロール43mg　食塩2.8g

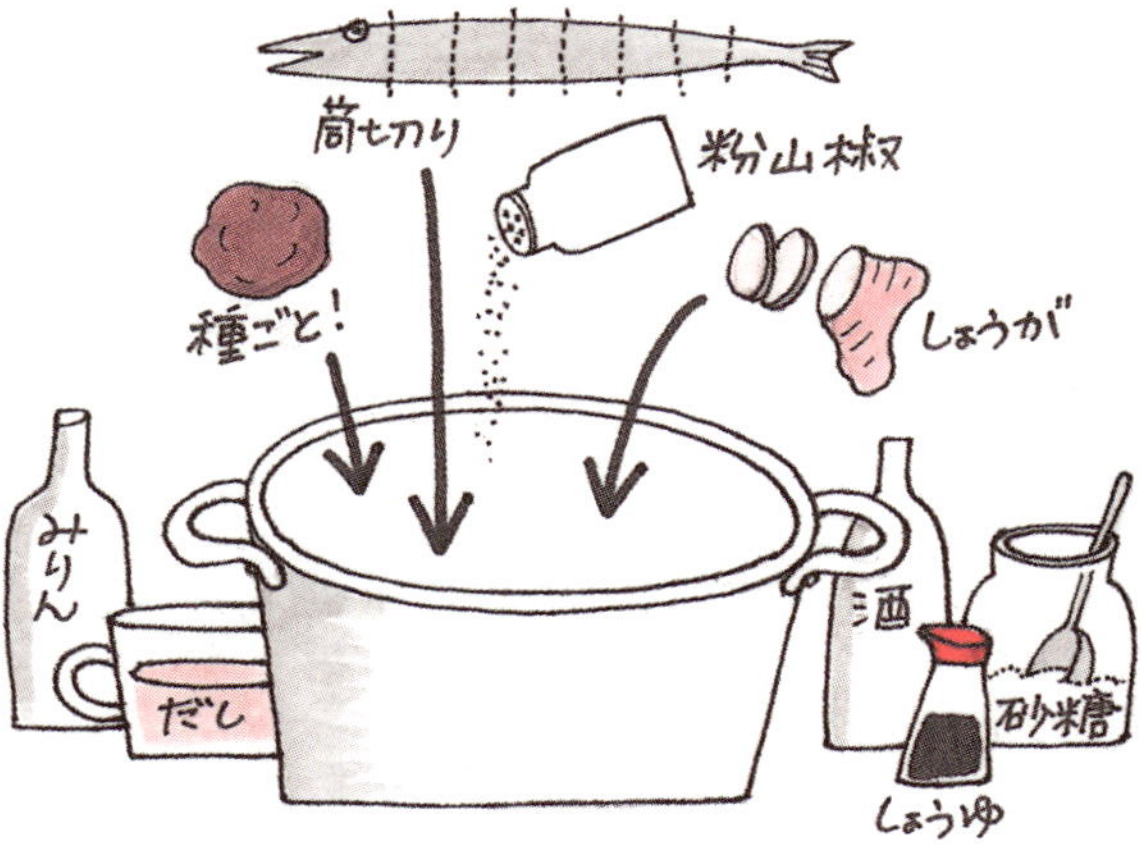

【材料／2人分】

さんま…………**120g**

[a] だし汁……**250g**
酒……………**10g**
みりん…………**2g**
砂糖……………**4g**
しょうゆ……**10g**

粉山椒……………少々
梅干し……………**16g**
しょうが…………**2g**

【つくり方】

① さんまは頭、尾、わたを除いて水洗いし、5cm程度の筒切りにする。

② [a]を鍋に入れて火にかけ、粉山椒、梅干し、スライスしたしょうがを加える。

③ ②に①を入れて、20分ほど煮込む。

あじの香草焼き

167kcal　総コレステロール77mg　食塩1.3g

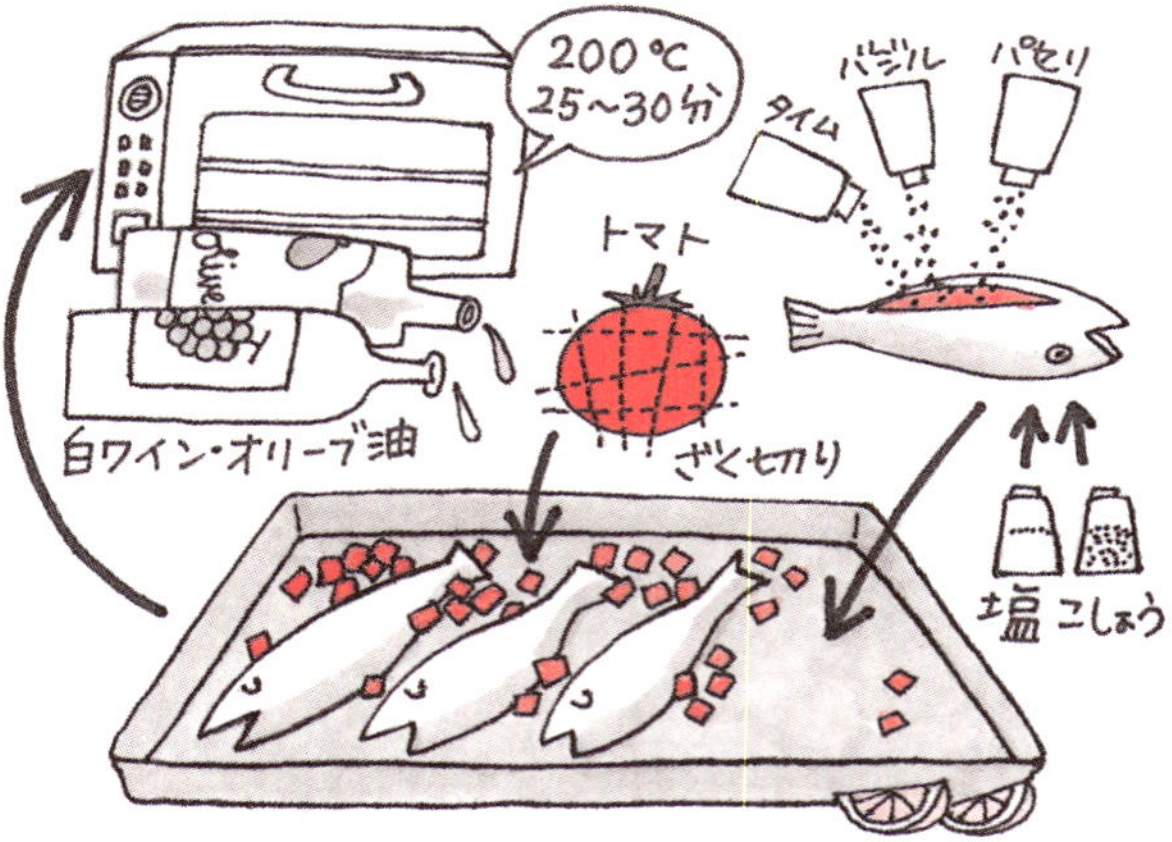

【材料／2人分】

あじ（中～大）‥200g
トマト……………60g
レモン……………30g
タイム、バジル、
パセリ（乾燥）……少々
塩・こしょう……少々
白ワイン…………10g
オリーブ油………適量

【つくり方】

① あじはえらとわたを除いて、よく水洗いし、水気をきる。

② トマトはざく切り、レモンはくし型に切っておく。

② タイム、バジル、パセリをあじの腹に入れる。

③ あじに塩・こしょうしてワインをふりかける。オリーブ油を塗ってトマトといっしょに200度で25～30分くらいオーブンで焼く。

④ 焼き上がったトマトとあじに、レモンを添える。

たことだいこんの炊き合わせくずあんかけ

110kcal　総コレステロール22mg　食塩1.0g

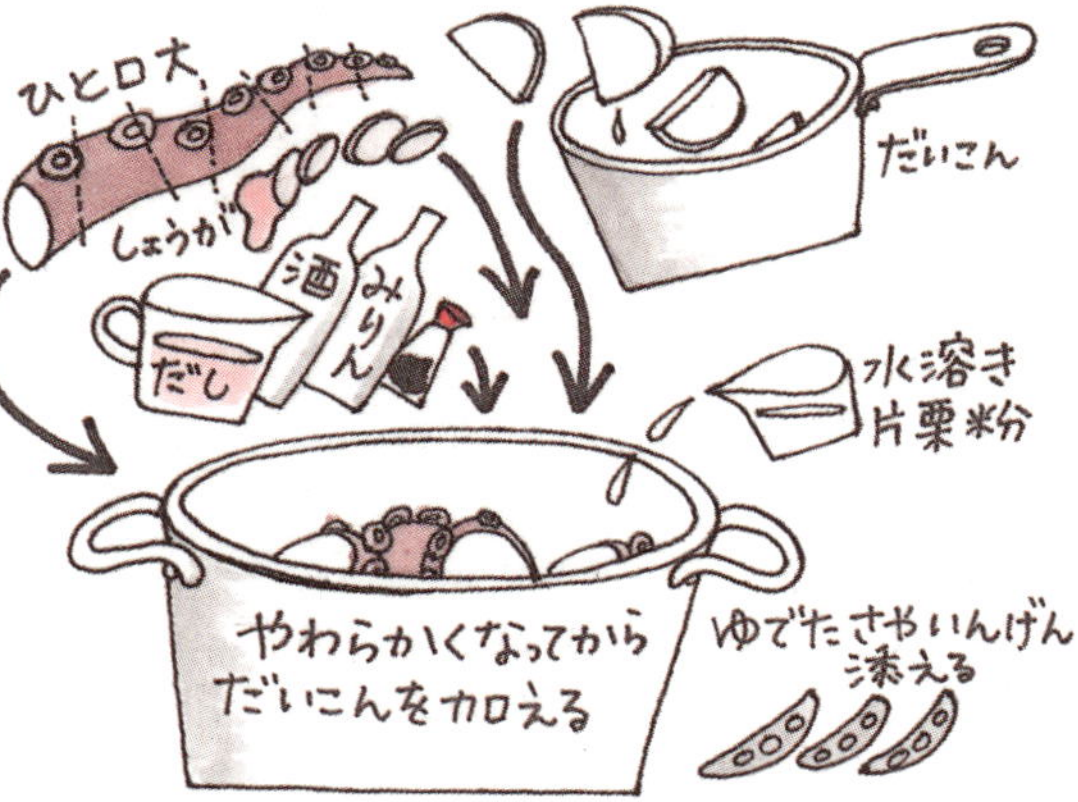

【材料／2人分】

たこ（ゆで）……100g	みりん……2g	だいこん……200g
だし汁……200g	しょうゆ……10g	片栗粉……8g
酒……2g	しょうが……10g	さやいんげん……20g

【つくり方】

① たこはひと口大に切って、だし汁、酒、みりん、しょうゆ、スライスしたしょうがで煮て下味をつける。たこがやわらかくなるまで、弱火で25分ほど煮る。

② だいこんは半月切りにしてさっとゆで、①に加えてさらに煮込む。

③ 片栗粉を水で溶いて、濃度を加減しながら②に加えてあんかけにする。

④ ゆでたさやいんげんを添えて、いただく。

スパイシーチキン

124kcal　総コレステロール45mg　食塩0.4g

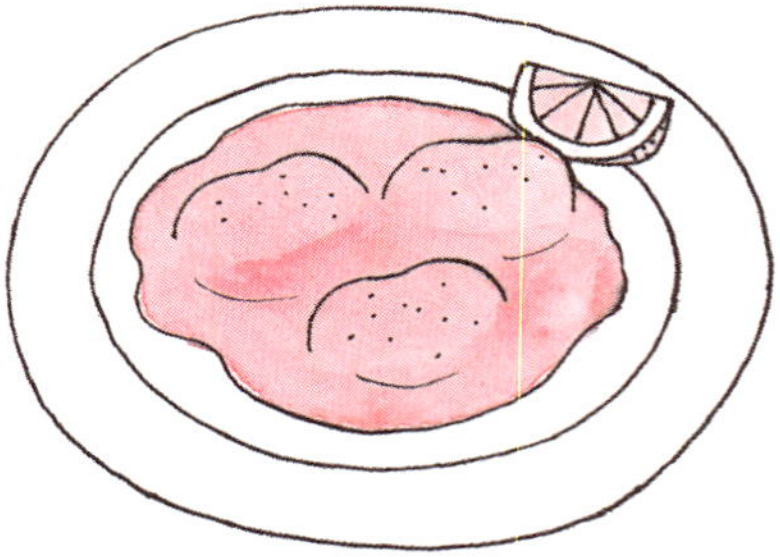

【材料／2人分】

鶏むね肉 ………120g
たまねぎ…………60g
りんご ……………40g
にんにく、しょうが
…………………適量

[a] カレー粉
パプリカ（粉）
チリパウダー
…………………少々
白ワイン ………少々
塩・こしょう ‥少々

プレーンヨーグルト
………………40g
サラダ油 …………2g
レモン ……………40g

【つくり方】

① 鶏肉を食べやすい大きさに切る。たまねぎ、りんご、にんにく、しょうがをそれぞれすりおろす。

② ①に、[a]とヨーグルトを加えて混ぜ合わせる。

③ 鶏肉を②に漬け込んで、20分ほどおく。

④ ③の鶏肉を、たれがついたままフライパン、あるいはオーブンで焼く（220度で15分くらい）。

⑤ 焼き上がったら、レモン汁をかけていただく。

かきの磯汁

85kcal　総コレステロール23mg　食塩1.6g

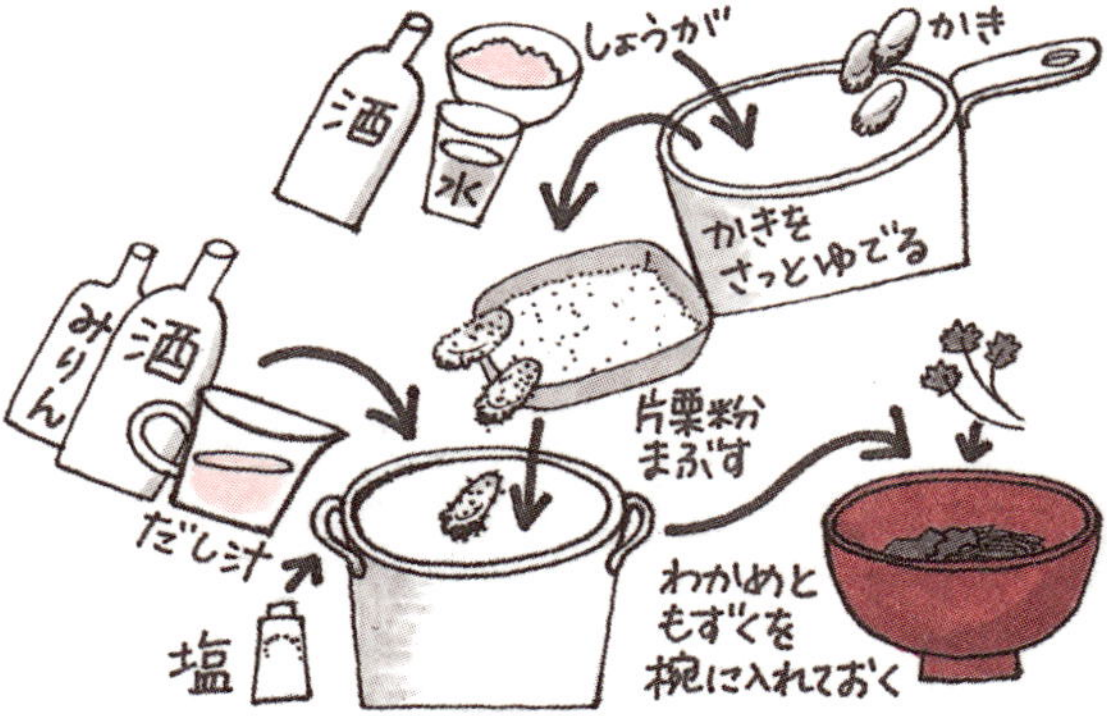

【材料／2人分】

かき（むき身・加熱用）……60g
しょうが……2g
酒……60g
水……200g
片栗粉……8g
[a] だし汁……360g
　酒……2g
　みりん……2g
塩……少々
生わかめ……10g
もずく……10g
みつば……適量

【つくり方】

① すりおろしたしょうが、酒、水を鍋に入れて煮立たせ、かきをさっとゆでる。

② ゆで上がったかきの水気をふき取り、片栗粉をまぶす。

③ 鍋に[a]を入れて火にかけ、②のかきを入れて煮込み、最後に塩で味を調える。

④ わかめともずくを、お椀のなかに入れておく。

⑤ ③のかきと汁を④に入れて、みつばを散らしていただく。

焼きピーマン

16kcal　総コレステロール2mg　食塩0.7g

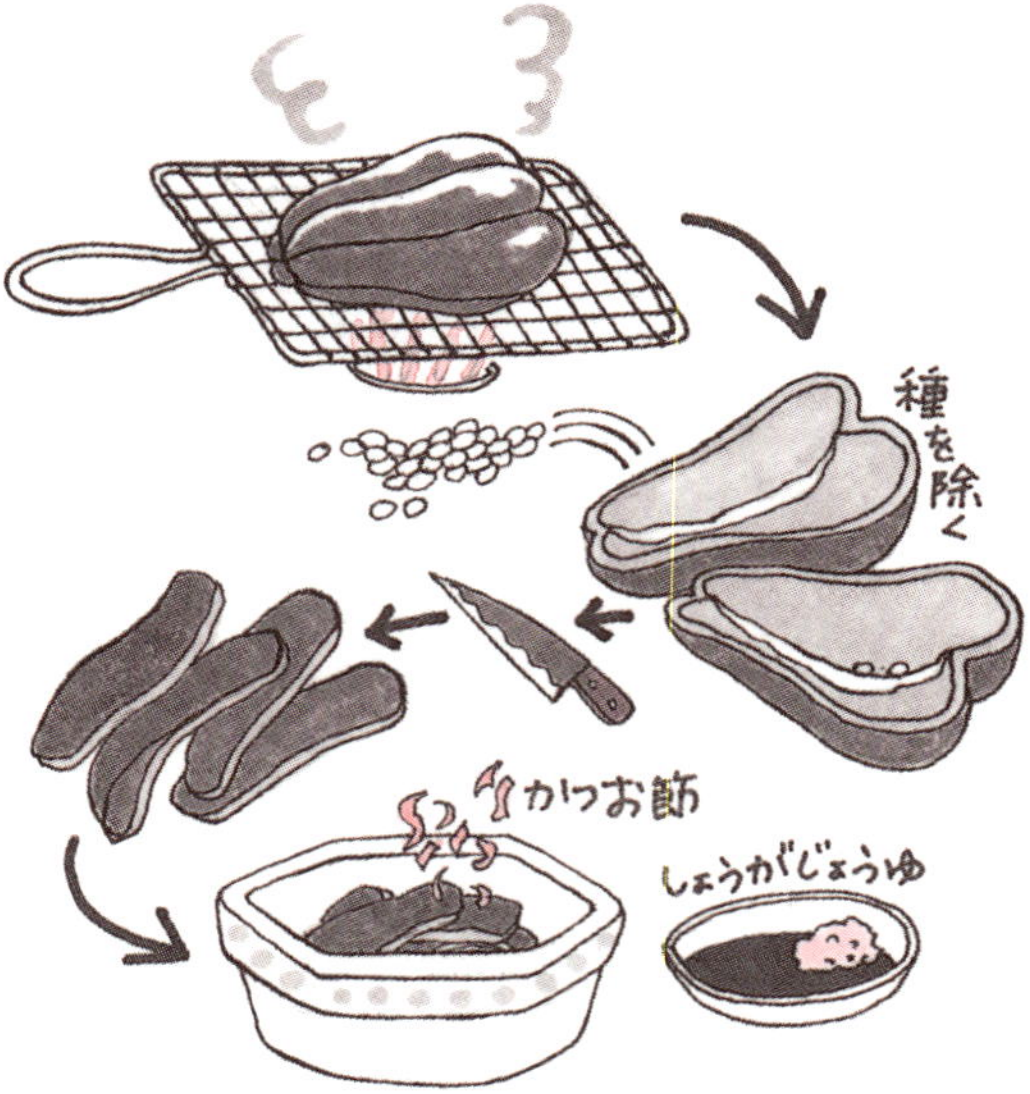

【材料／2人分】

青ピーマン（もしくはカラーピーマン）……70g
かつお節……2g
しょうが……10g
しょうゆ……10g

【つくり方】

① ピーマンを丸ごと、焼き網やオーブンで軽く焼く。
② 焼き上がったら半分に切って種を除き、食べやすい大きさに切る。
③ かつお節をかけて、しょうがじょうゆでいただく。

パンプキンスープ

207kcal　総コレステロール12mg　食塩0.8g

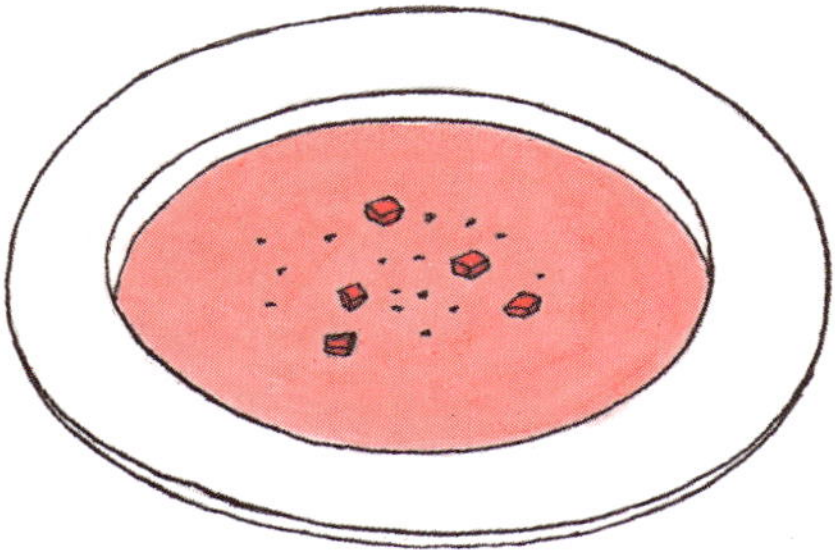

【材料／2人分】

かぼちゃ………**200**g
牛乳……………**200**g
固形コンソメ………**2**g
いんげんまめ
（ゆでたもの）……**60**g
塩・こしょう……少々
赤ピーマン………**20**g
パセリ……………少々

【つくり方】

① かぼちゃは種とわたを除いてゆでる（あるいは蒸す）。

② ゆで上がったら皮を外し、細かく切っておく。

③ かぼちゃの果肉を鍋に入れて火にかけ、つぶしながら牛乳を加えていく。（裏ごししてから火にかけると、よりなめらかな仕上がりになる）

④ ③にコンソメを入れて溶かし、さらにいんげんまめ、かぼちゃの皮を入れて煮込む。

⑤ 塩・こしょうで味を調える。仕上げに、ピーマン（ボイルしたもの）、パセリのみじん切りを散らす。

そば米スープ

90kcal　総コレステロール10mg　食塩1.5g

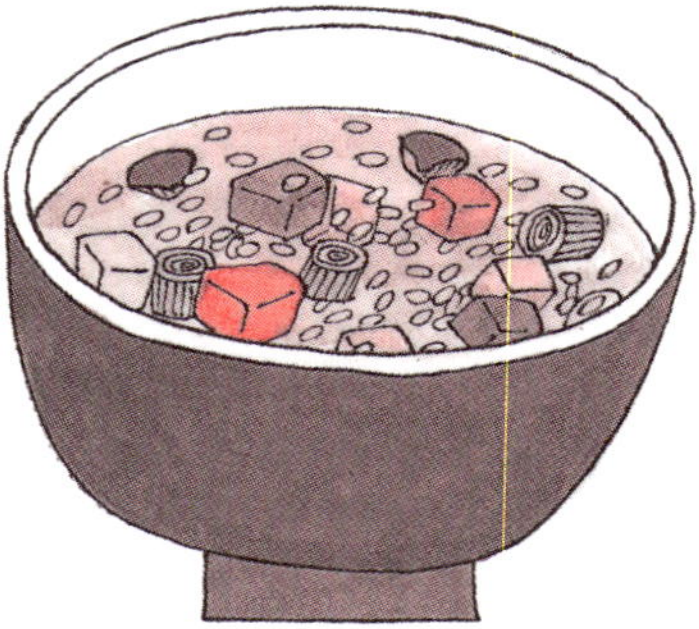

【材料／2人分】

そば米……………24g	長ねぎ……………10g	固形コンソメ………2g
鶏ささ身…………30g	生しいたけ………30g	塩・こしょう……少々
ごぼう、だいこん、にんじん………各40g	水 ………………360g	

【つくり方】

① そば米は、0.5ℓの熱湯で15分くらいゆでる。

② 鶏肉、野菜、しいたけをさいの目に切る。

③ 鍋に水を入れて火にかけ、②とコンソメを入れて煮込む。

④ 材料がやわらかくなったらそば米を入れ、塩·こしょうで味を調える。

※そば米はそばの実の黒い表皮を取ったもの。大きいスーパーや通信販売などで入手できます。

玄米菜めし

170kcal　総コレステロール2mg　食塩0.7g

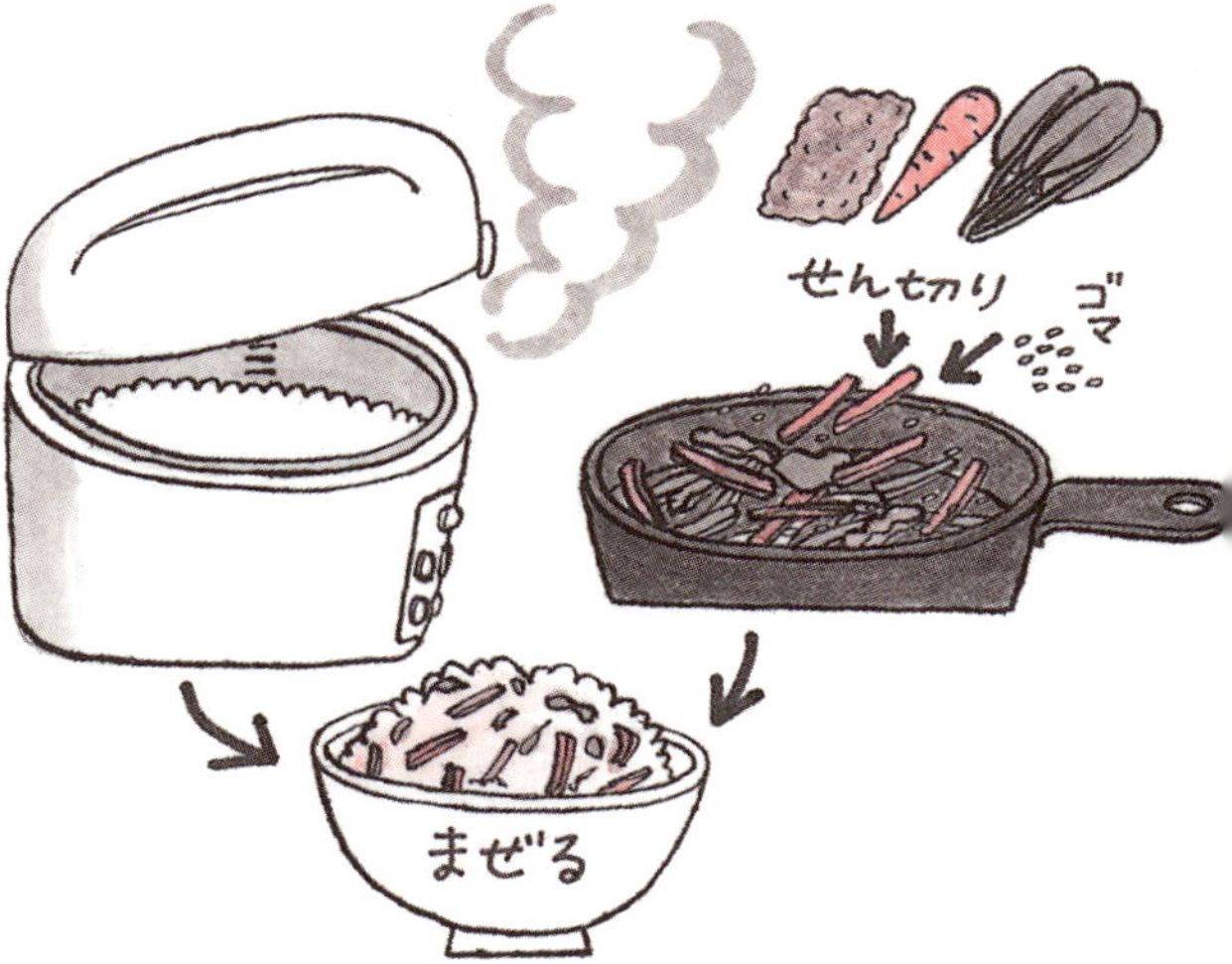

【材料／2人分】

玄米	120g	ごま	2g	[a] だし汁	100g
こまつな	80g	サラダ油	適量	酒	10g
にんじん	20g			みりん	6g
油揚げ	14g			しょうゆ	10g

【つくり方】

① 玄米は普通に炊く。

② 野菜と油揚げはせん切りにし、ごまといっしょに油で炒め、[a]を加えて炒め煮にする。

③ 炊き上がった玄米と②の具材を混ぜ合わせる。

お豆ごはん

250kcal　総コレステロール3mg　食塩1.2g

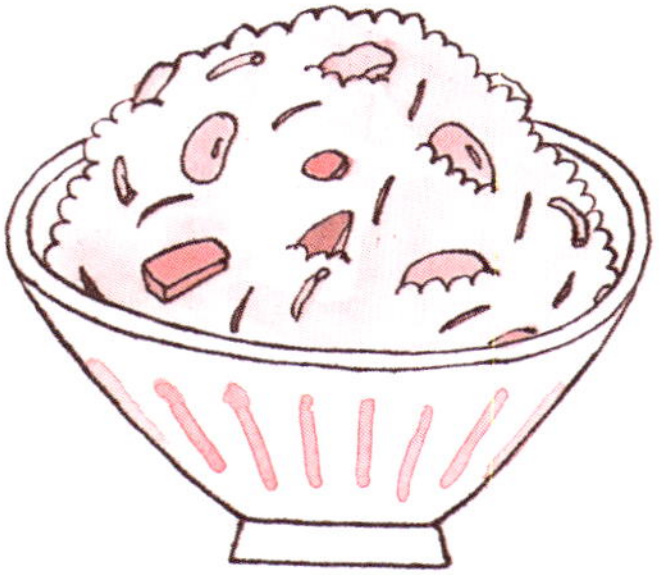

【材料／2人分】

大豆（乾燥）……30g
ひじき……8g
干ししいたけ……14g
油揚げ……14g
にんじん……20g
しらたき……20g
枝豆（ゆでたもの）……20g
サラダ油……適量
米……120g
[a]だし汁……200g
酒……2g
みりん……2g
しょうゆ……10g
砂糖……2g
塩……少々

【つくり方】

① 大豆とひじき、干ししいたけは、それぞれ水（分量外）につけて戻す。

② 油揚げ、にんじん、しらたき、しいたけは食べやすい大きさに切り、枝豆といっしょに油で炒める。

③ すべての材料を混ぜ合わせ、[a]を加えて米を炊く。

アスパラガスといかの酢みそあえ

62kcal　総コレステロール63mg　食塩1.5g

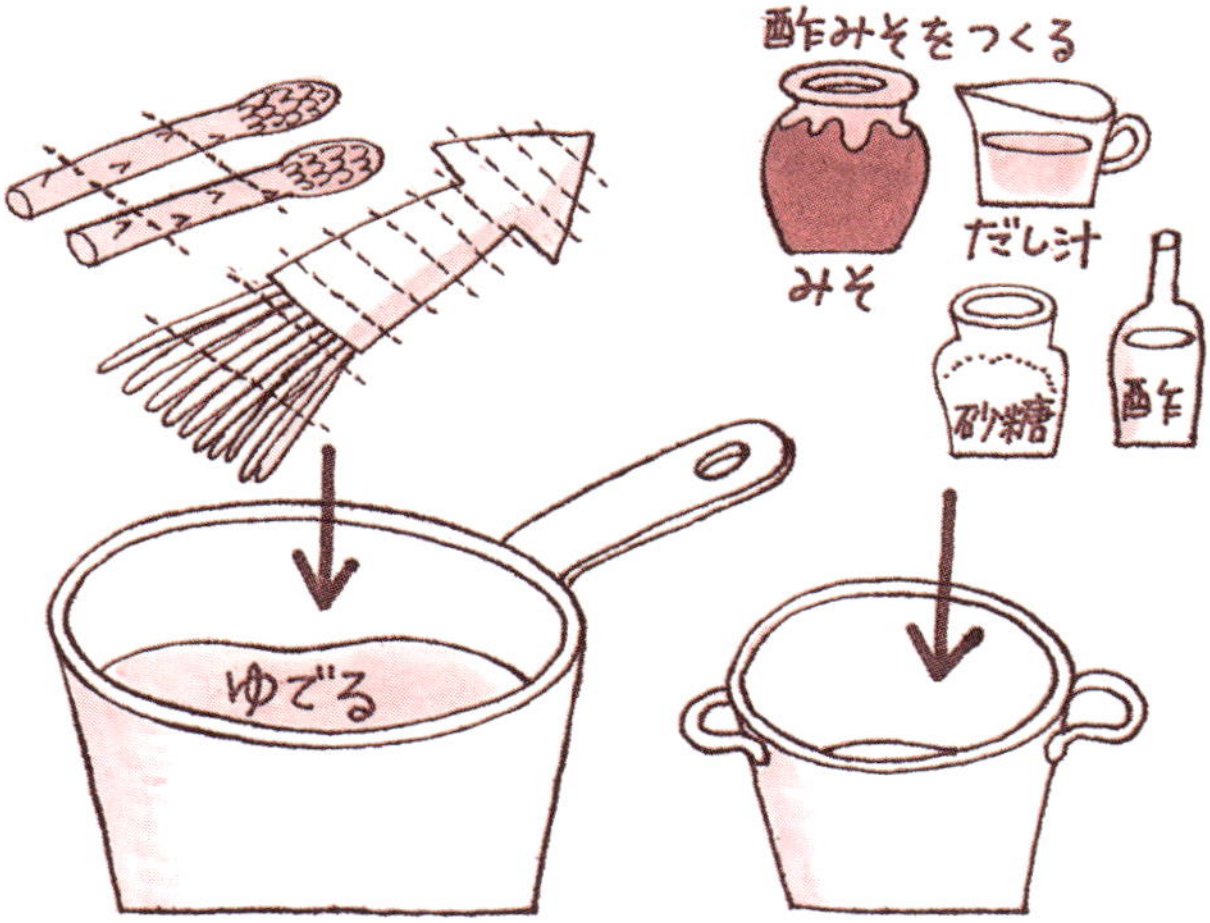

【材料／2人分】

アスパラガス……50g
いか……………………60g

[a] だし汁…………30g
みそ ……………20g
砂糖………………8g
酢…………………10g

【つくり方】

① アスパラガスといかを、それぞれ食べやすい大きさに切ってゆでる。
② [a]を鍋に入れて火にかけ、混ぜ合わせる。
③ ①に②の酢みそをかけていただく。

こまつなと ひじきの炒め煮

62kcal　総コレステロール0mg　食塩0.7g

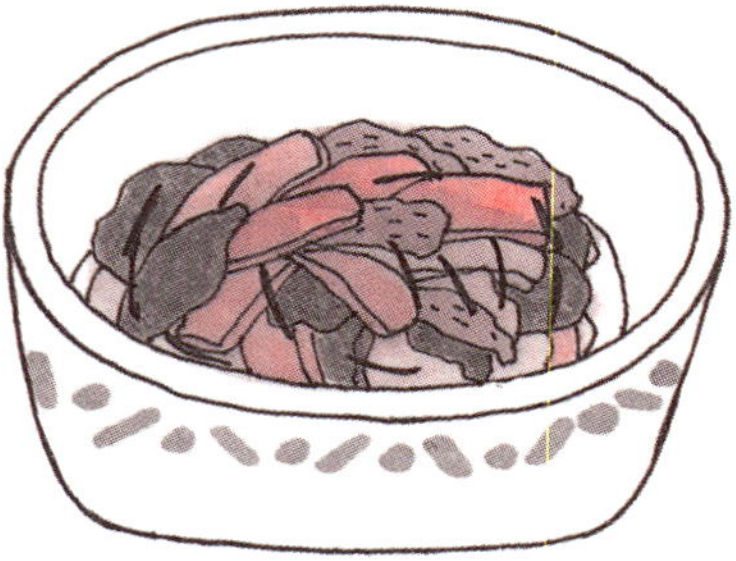

【材料／2人分】

こまつな………100g	[a]だし汁………20g	ごま…………………2g
にんじん…………20g	酒………………2g	
油揚げ……………14g	みりん…………2g	
ひじき（乾燥）……6g	しょうゆ………5g	
サラダ油…………2g	塩………………少々	

【つくり方】

① こまつなはさっとゆでて、食べやすい大きさに切る。にんじん、湯通しした油揚げは短冊に切る。ひじきは水で戻しておく。

② 鍋に油を熱して、ひじき、油揚げ、にんじんを炒め、全体に油が回ったら[a]を加えて炒め煮にする。

③ 最後にこまつなを加えて混ぜ合わせ、ごまをふりかけていただく。

具だくさん 大豆のくず煮

163kcal　総コレステロール14mg　食塩1.3g

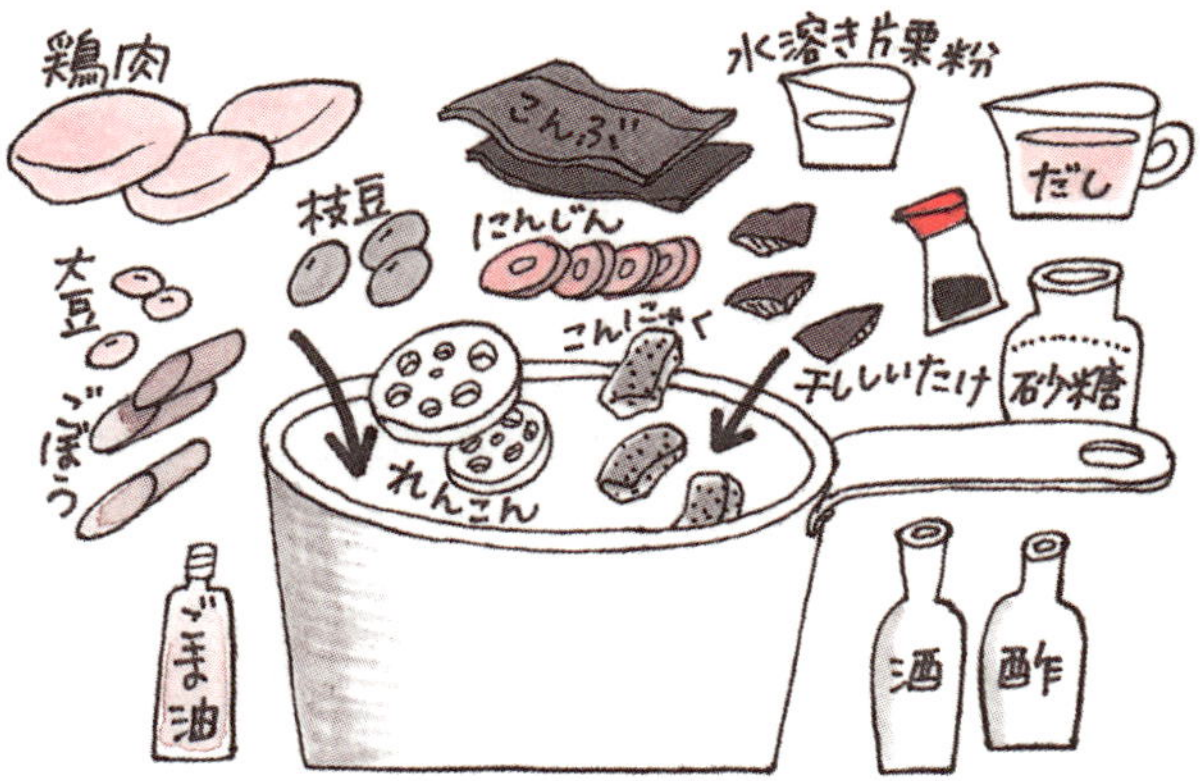

【材料／2人分】

鶏むね肉…………40g
大豆（ゆでたもの）
…………………50g
枝豆（ゆでたもの）
…………………20g
こんぶ……………4g

にんじん、ごぼう、
れんこん、こんにゃく
………………各50g
干ししいたけ………2g
ごま油………………2g

[a] だし汁………200g
酒…………………2g
砂糖………………2g
みりん……………2g
しょうゆ…………10g
片栗粉………………4g

【つくり方】

① 材料はすべて食べやすい大きさに切っておく。
② 鍋にごま油を熱して、①の材料を炒める。
③ 全体に火が通ったら、[a]を加えて中火で20分ほど煮込む。
④ 最後に片栗粉を水（分量外）で溶き、③に加えてとろみをつける。

豆乳入り小鍋仕立て

208kcal　総コレステロール31mg　食塩1.6g

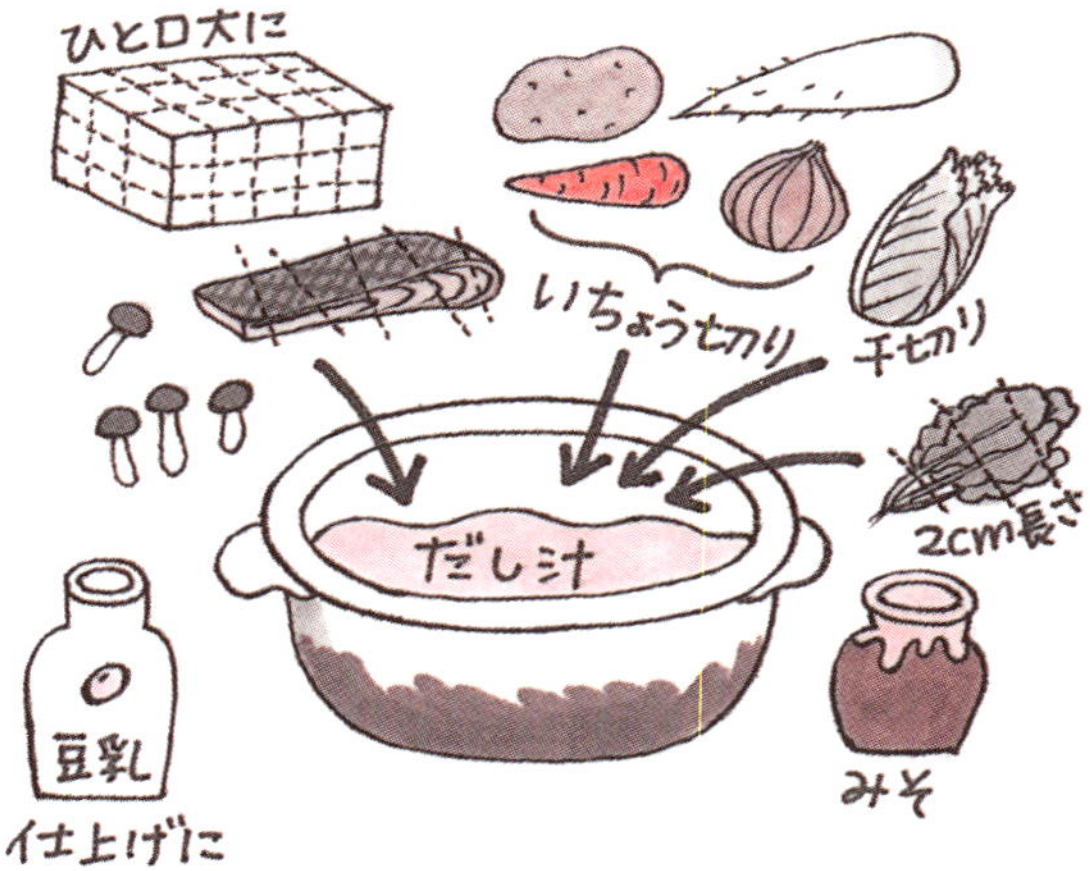

【材料／2人分】

木綿豆腐	100g	だいこん	40g	しめじ	20g
生さけ	100g	たまねぎ	20g	だし汁	200g
じゃがいも	60g	はくさい	40g	みそ	24g
にんじん	20g	ほうれんそう	40g	豆乳	160g

【つくり方】

① 豆腐、さけはひと口大、じゃがいも、にんじん、だいこんは5mm厚さのいちょう切り、たまねぎは薄切り、はくさいはせん切り、ほうれんそうは2cm長さに切る。しめじは小房に分けておく。

② ①をだし汁で煮て、材料がやわらかくなったらみそを加える。

③ 仕上げに豆乳を加える。

牛乳かん

60kcal　総コレステロール6mg　食塩0.1g

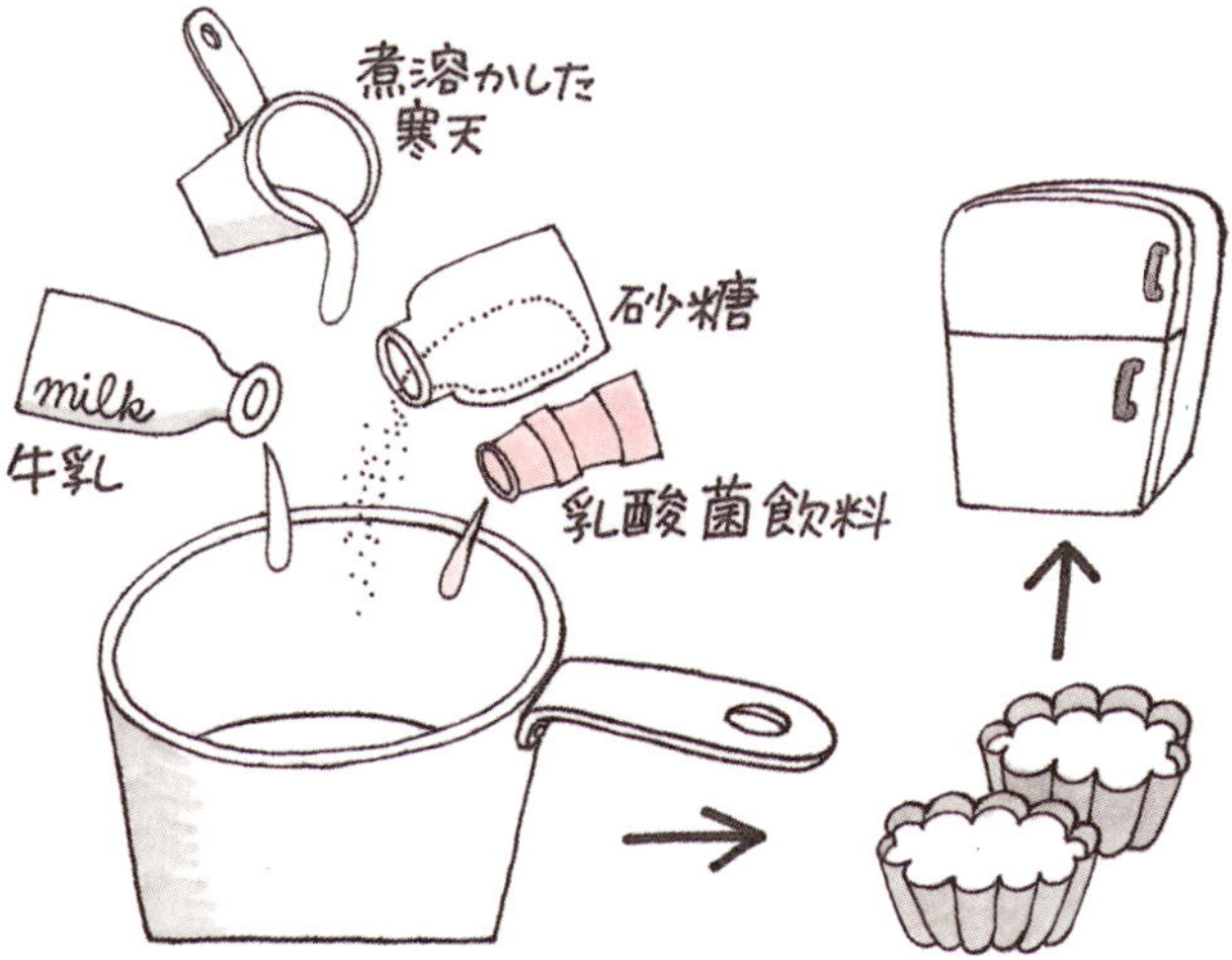

【材料／2人分】

寒天	2g	乳酸菌飲料	10g
牛乳	100g	砂糖	12g

【つくり方】

① 少量の水（分量外）で寒天を煮溶かしておく。
② 牛乳、乳酸菌飲料、砂糖を合わせて火にかける。
③ ②に①の寒天を加え、さらに煮溶かす。
④ ③を型に流し入れて、冷蔵庫で冷やし固める。

フルーツヨーグルトあえ

109kcal　総コレステロール12mg　食塩0.1g

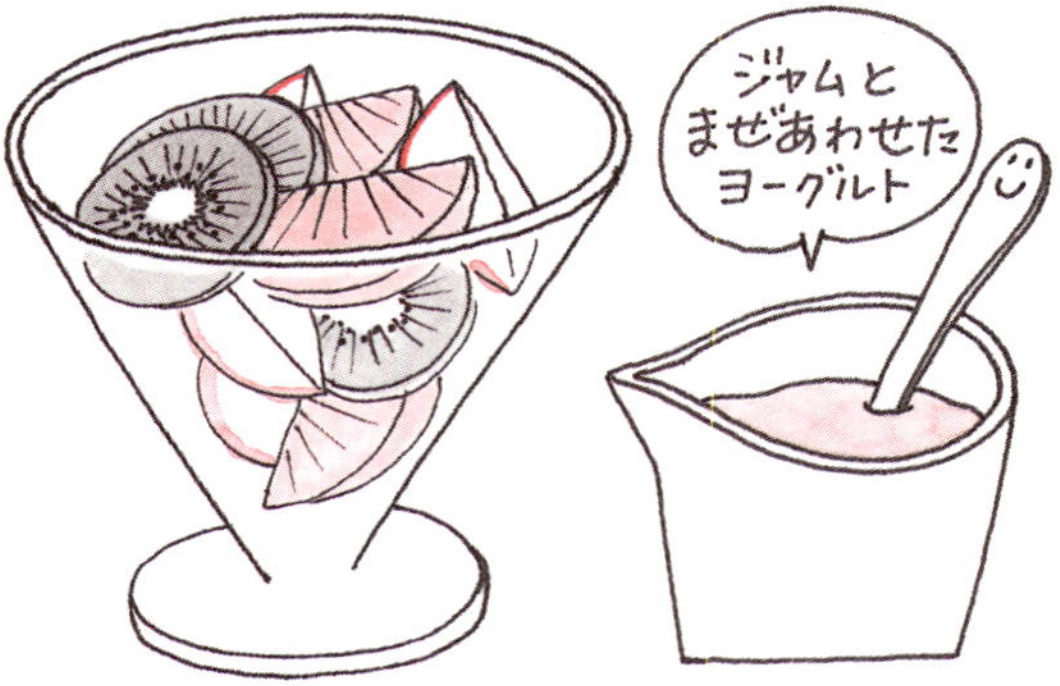

【材料／2人分】

キウイフルーツ‥**40**g
りんご……………**60**g
グレープフルーツ
…………………**60**g
プレーンヨーグルト
…………………**200**g
ブルーベリージャム
…………………**10**g

【つくり方】

① 果物はすべて、食べやすい大きさに切って器に盛る。

② ヨーグルトとジャムを混ぜる。

③ ①と②をあえながら、いただく。はじめからヨーグルトと果物をあえると、水分が出て味が薄くなるので、食べる直前にあえるようにする。

第五章

コレステロールを下げる生活習慣

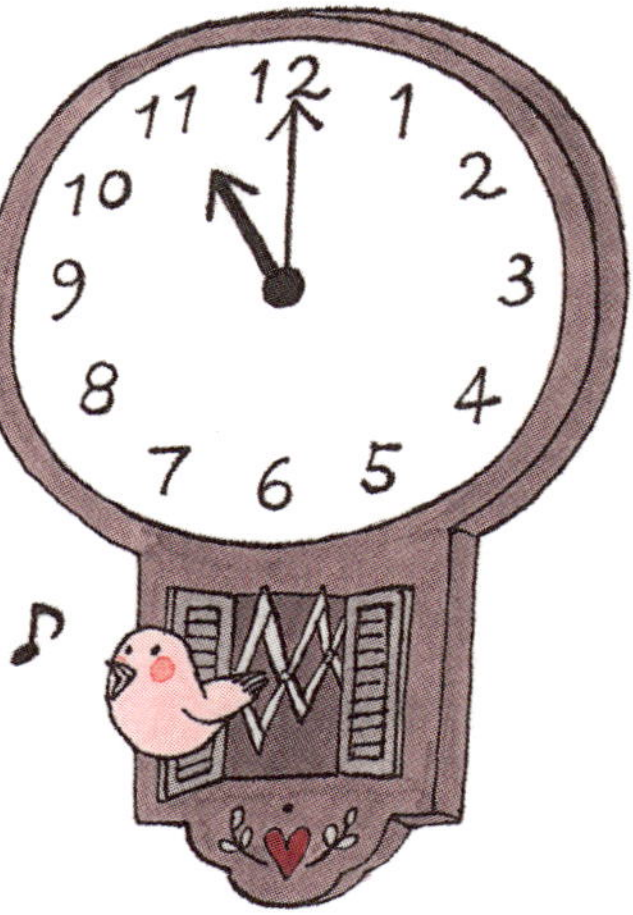

運動不足を解消する

運動はＬＤＬを減らす

コレステロール値を下げるには、適度な運動を習慣づけることが欠かせません。

運動によって血液の流れが促進されると、リポたんぱくリパーゼという酵素が活発に働くようになります。その結果、中性脂肪を運ぶリポたんぱく（ＶＬＤＬやカイロミクロン）がどんどん分解されて、悪玉のＬＤＬが減少し、善玉のＨＤＬが増加することになります。また、運動不足に陥ると体脂肪が蓄積されて肥満になり、コレステロール値を上昇させやすい状態を招いてしまいます。

一方、運動によって血流がよくなれば、血圧が低下して高血圧が改善されます。運動は脂質異常症と高血圧をダブルで予防して、動脈硬化の進行を抑えてくれるのです。

特別な運動をしなくても大丈夫

ただし、運動といっても、何か特別な運動をしなければいけないということではありません。日常生活での体の動かし方にちょっと気を配るだけでも、十分な運動になりえます。

たとえば、掃除や洗濯、布団の上げ下げなどをてきぱき行う、買い物に出かけるときはなるべく歩く、エレベーターよりも階段を使うようにする、バス停ひとつぶんくらいを歩くようにするなど。こまめに体を動かす習慣をつけるだけでも、運動量はずいぶんと違ってくるものです。

運動をはじめるときの注意

運動をはじめるときは、必ず医師の診断を受けて、どのような運動をどの程度行うかということを相談しなくてはなりません。同じ運動をするにしても、年齢や体力、それに動脈硬化の進行具合によっては、運動の種類や分量を制限する必要があるからです。血圧の測定や血液検査、それに心電図や骨、関節の検査を行ったうえで、医師の指示に従って運動をはじめることが大切です。

効果的な運動とは

運動は、習慣的に持続できる運動でなければ意味がありません。というのも、もっとも問題になるLDLコレステロールは、個人差はあるものの、ある一定の期間持続して行わなければ減少しないからです。

また、運動によって体脂肪を減らすためには、一回に二〇～三〇分以上続けて行う運動でなければなりません。かといって、あまりに負荷のかかる運動だと、心臓や関節を傷めるうえ、有害な活性酸素の発生を促してしまいます。軽く汗ばむ程度で、無理なく持続できる運動が理想的です。

具体的な運動としては、ウォーキング（早足歩き）、自転車、それに軽く行う水泳、エアロビクス、ジョギングなどがあげられます。

簡単にできる効果的な運動の例

家にいながらにしてできる簡単な運動には、次のようなものがあります。

- 足踏み運動…床と平行になる程度に太ももを上げて、その場で足踏みを行う運動
- 腕振り運動…ジョギングをするときのように、両腕を前後に振る運動
- 踏み台昇降…高さ二〇センチくらいの台を昇り降りする運動

いずれもウォーキングに匹敵する効果があります。ぜひ試してみてください。

運動中に具合が悪くなったらすぐに中止する。

家でできる簡単な運動

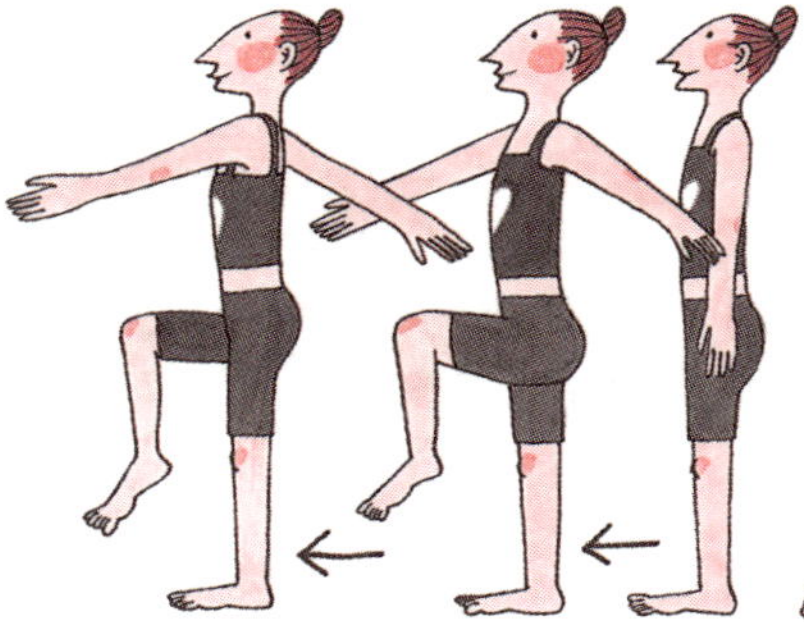

〈足踏み運動〉

太ももと床が平行になるように足の上げ下げを行う。1日に10〜20回程度からはじめて、30、50、100と回数を増やしていく

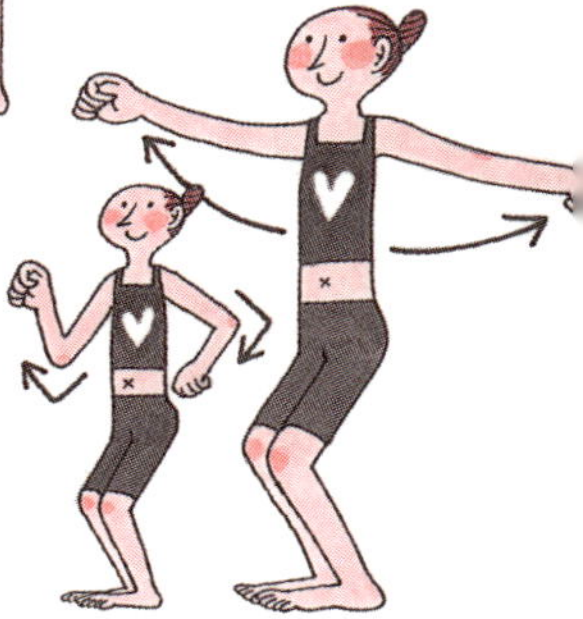

〈腕振り運動〉

両腕を前後に振りながら、足も軽く屈伸する。ジョギングの要領で、腕を曲げて振ってもよい。1回に3〜5分として、1日に3〜5回ほど行う

〈踏み台昇降〉

20センチ程度の高さの台を利用して行う（段ボールに本や雑誌などを詰めて台にしてもよい）。膝への負担を軽くするために、下にマットなどを敷くのがおすすめ。1回に5分間として、1日に2、3回行う

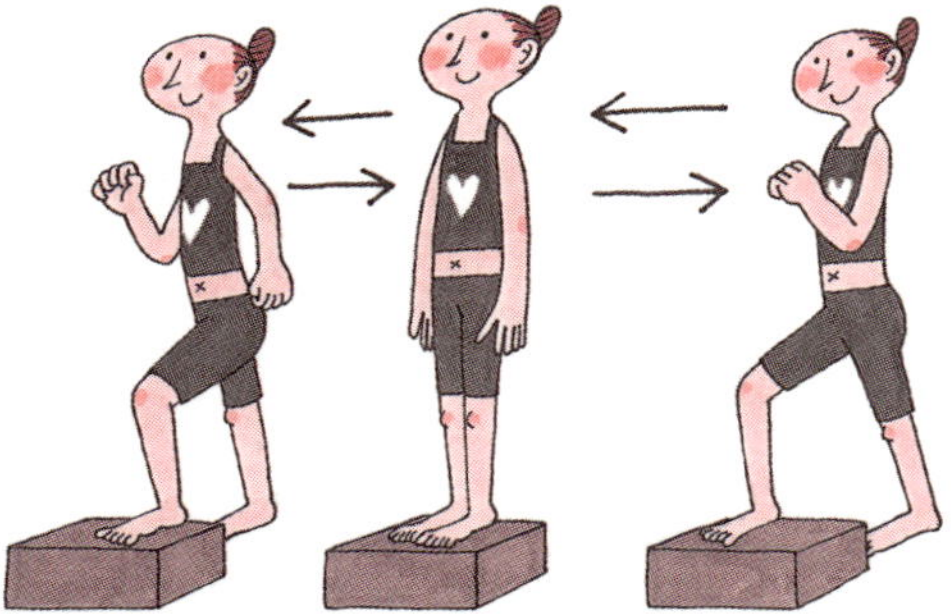

禁煙の習慣は必要不可欠

たばこに含まれる有害物質

たばこには、四〇〇〇種類以上の化学物質が含まれ、そのうち有害であるとされているものは二〇〇種類にも及ぶといいます。たばこに含まれる有害物質には、(たばこの)三大有害物質といわれるニコチン、タール、一酸化炭素を筆頭に、排ガスに含まれる窒素化合物、殺虫剤に使用されるシアン化水素、環境ホルモンとして有名なダイオキシン、それに猛毒として知られるヒ素や「シックハウス症候群」の原因となったホルムアルデヒドなどがあります。

このように、たばこは劇毒ともいうべき数々の物質が含まれた有害物質の集合体です。一本一本に含まれるのは微量でも、積もり積もれば、当然のことながら人体をむしばみます。

善玉のHDLを減らすニコチン

こうした数々の有害物質のなかでも、高脂血症に大きな影響を与えるのが、ニコチンと一酸化炭素です。

ニコチンは、副腎から分泌されるアドレナリンやノルアドレナリンなどのホルモンを促進して神経を刺激し、血管を圧迫すると同時に血液を固まりやすくします。その結果、高血圧と血栓がすすんで、動脈硬化を引き起こすことになります。また、ニコチンは中性脂肪を増加させるため、LDLを増やしてHDLを減らすというデータもあり、高血圧とあいまって、動脈硬化を進行させるのです。

しかもやっかいなことに、ニコチンには中毒性があるため、禁煙したくてもなかなかやめることができないという事態もありえます。禁煙できないほどの強いニコチン依存に陥ってしまった場合は、専門の医療機関やカウンセリングを利用して、改善のための早急な処置を行うべきです。

血管を傷める一酸化炭素

一方、もうひとつの有害物質である一酸化炭素は、血液中のヘモグロビンと結合し、血管内に酸素不足を引き起こすことによって、中性脂肪やLDLを増加させます。

ヘモグロビンは赤血球に含まれる色素たんぱくで、酸素と結合することによって全身に酸素を運ぶ働きをします。が、一酸化炭素があると、本来結合すべき酸素が一酸化炭素に邪魔されて結合できなくなり、その結果、組織への酸素供給が不十分になります。酸素が不足すると脂肪が順調に分解されず、中性脂肪、ＬＤＬが増加するということになるわけです。

そのうえ、一酸化炭素は血管壁の内皮細胞を傷つけるので、ＬＤＬが血管壁に侵入するのを促進する働きもしてしまいます。そうなると、ますます動脈硬化の進行に拍車がかかります。

抗酸化物質が損なわれる

また、たばこを吸うと、酸化を抑える働きをもつビタミンＣやカロテンが失われ、ＬＤＬの酸化をいっそう促すことになります（ちなみに、たばこ一本を吸うたび、約二五㎎のビタミンＣが損なわれます）。

これに加えて、たばこを吸うと、体内で発生する活性酸素の量が大幅に増加します。つまり、たばこを吸うと、抗酸化物質が損なわれるうえに活性酸素によって追い討ちをかけられることになって、ますます動脈硬化が進行してしまうのです。

副流煙のほうが有害

たばこの有害物質は、口もとから直接吸い込む煙（主流煙）だけでなく、たばこの先端の燃焼部分から立ち上る煙（副流煙）や吐き出した煙（呼出煙）にも含まれていますが、じつは問題となる有害物質は、主流煙よりも副流煙のほうに多く含まれています。このことは、（喫煙者の周囲にいる）たばこを吸わない非喫煙者に対して、喫煙者以上の有害物質を吸わせている（受動喫煙）ことを意味します。

脂質異常症を治療する場合は、禁煙を心がけると同時に、たばこの煙が立ち込めるような場所も避けるようにしましょう。

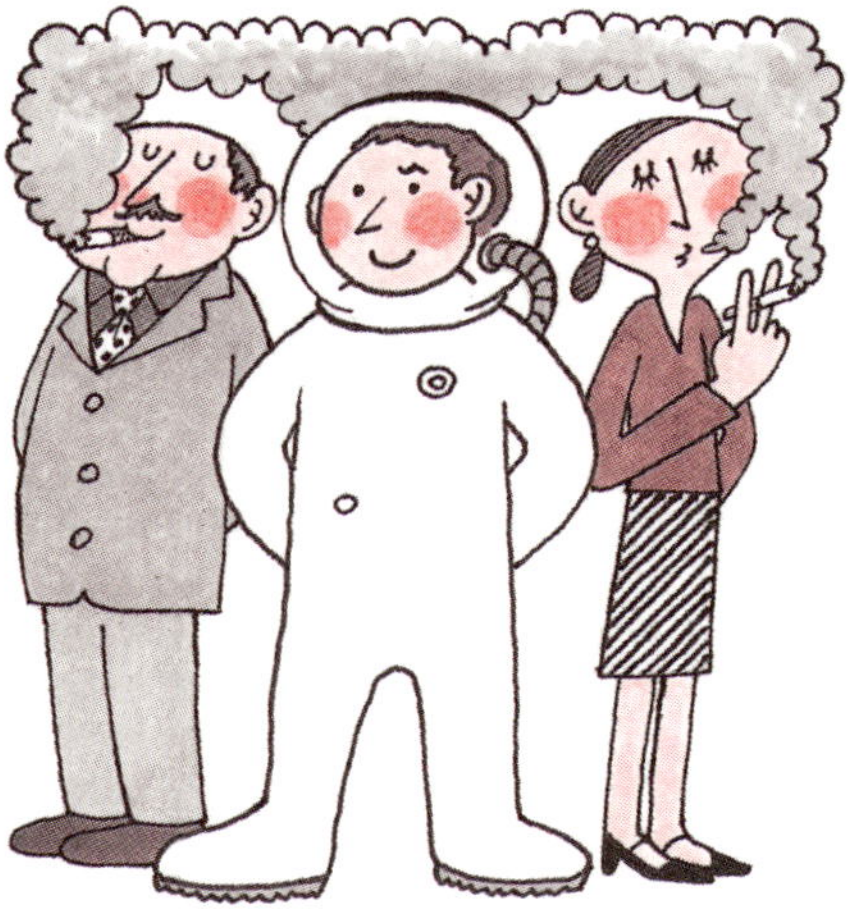

ストレスを解消する

ストレスはLDLを増やす

禁煙と並んで、ストレスをうまく解消することも、コレステロール値を改善するための大切な心がけです。

ストレスによって精神的な緊張を受けると、交感神経が刺激されて、副腎からカテコールアミンやコーチゾルなどのホルモンが分泌されます。これらのホルモンは肝臓でVLDL（中性脂肪を全身に運ぶリポたんぱく）の合成を促進し、悪玉のLDLを増加させます。また、カテコールアミンは血圧を上げたり血栓の生成を促進する働きもあるため、脂質異常症や動脈硬化を悪化させてしまいます。

ストレスをためない工夫

ストレスを改善するには、まずは正しい食生活や十分な休養が必要です。必要な栄養素が不足したり、睡眠やリラックスの時間が少なくなれば、自律神経の働きが乱れてストレスを生じやすくなります。

一方、食事や休養といった具体的な生活習慣のほかに、ストレス源となる性格や周囲の環境を改める、あるいはストレスを緩和する自分なりのリラックス法を確保することも重要です。具体的には、スポーツ、旅行、音楽や映画鑑賞といった趣味をもつことがあげられますが、心から楽しめる趣味をとくにもたない場合は、誰かと話をする機会をもつようにするだけでも、十分なリラックス効果が得られます。家族や友人、あるいはカウンセラーなどの力を借りて、精神面でのケアにもきちんと取り組むようにしたいものです。

正しい入浴とよい睡眠を

入浴にはストレスを解消する効果がありますが、入浴の方法をあやまれば高血圧による心筋梗塞や脳梗塞を引き起こします。熱い湯や長湯は避けて、三八～四〇℃の湯に一五分程度を目安に入浴します。

また、質のよい睡眠を得られないことも、大きなストレスになります。睡眠は時間の長短よりも、ぐっすりと眠って疲れを取り去る質のほうが重要です。こうした快眠を得るには、ぬるめのお湯で半身浴を行ったり静かなＢＧＭなどが効果的です。

プロフィール

監修●**小川晶子**（おがわあきこ）

1978年9月より東京厚生年金病院栄養部に勤務
栄養主任を経て、2003年より栄養部長

管理栄養士として、糖尿病、脂質異常症、肝臓病、腎臓病などの特定保健指導を行ったり、生活習慣病の栄養管理スタッフとして健康教室に参加したりしている。所属学会は、日本静脈経腸栄養学会、日本栄養改善学会、日本健康・栄養システム学会など。

コレステロールを下げるおいしい食べ物

監　修
小川晶子
●
発行者
宇野文博
●
発行所
株式会社　同文書院
〒112-0002　東京都文京区小石川5-24-3
TEL（03）3812-7777　FAX（03）3812-7792
振替00100-4-1316
●
印刷
中央精版印刷株式会社
製本
中央精版印刷株式会社

ISBN978-4-8103-7758-3　Printed in Japan